大白蓮華編集部 編

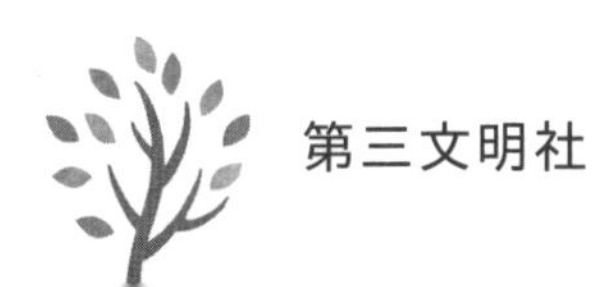

第三文明社

はじめに

「二十一世紀を『生命の世紀』、そして『健康の世紀』として、ますます、人間一人一人が輝き、生命という尊極の宝塔が林立する時代にしていきたい」

創価学会名誉会長の池田大作先生は、書籍『健康の世紀へ　福徳長寿の智慧』の中で、このように願われています。

「大白蓮華」で連載をしてきた「誌上座談会『福徳長寿の智慧』に学ぶ」では、同書をはじめ、折々の池田先生の指導を繙きながら、「医学の知識」「仏法の智慧」の両面から光を当て、「生命の世紀」「健康の世紀」を探求してきました。

生涯のうち、日本人のおよそ2人に1人が、がんになる時代。がんという病気を正しく理解し、いかに向き合っていくかが問われています。

本書「知っておきたい　がんの話」は、「がんの理解のために」をテーマに連載してきた、創価学会教学部、ドクター部、白樺会（看護に携わる女性部の集い）の語らいが結実した一書です。

そもそも、がんとは何なのか。がんの予防・検診の重要性、情報の活用、医療者との関係、病院選び、具体的な治療、療養生活、緩和ケアの意義など、語らいのテーマは多岐におよびました。また、「質問編」では、がんに関するさまざまな疑問に答えてもらいました。

とりわけ、「がんとの向き合い方」の章では、創価学会員のがんとの闘病体験のエピソードなども交えつつ、仏法の「生命観」や「生死観」の深遠なテーマにも言及されています。

連載中、がんと闘病中の読者の方々からも、たくさんの声が編集部に寄せられました。

「がんと闘う中で、大きな励ましをいただき、本当にありがとうございます」

「熟読して『絶対に治す』という強い確信が湧いてきました」

「強盛な信心と不屈の祈りで『病魔』と闘い、皆様に勇気と希望を与えられるように成長していきます」

「この連載は、今、悩んでいる方の心強い味方になると思います。

そして、知っておくことで、将来がんになった時、必ず役に立つと思います」


少しでも、読者の皆さまの支えになればと願い、開始した企画。連載・書籍化にあたり、ご尽力をいただいたすべての皆さまに、心より感謝と敬意を捧げます。

そして、がんと向き合う方々、ご家族やご友人の方々の一助になることを心より念願いたします。

大白蓮華編集部

目次

凡例

一、本書は、「大白蓮華」連載の「誌上座談会『福徳長寿の智慧』に学ぶ」（2022年4月号〜7月号、9月号〜11月号、2023年1月号〜3月号）をもとに加筆・編集したものです。

一、御書の御文は、『日蓮大聖人御書全集　新版』（創価学会）に基づき、ページ数は、『日蓮大聖人御書全集　新版』と『日蓮大聖人御書全集』（創価学会版、第二七八刷）のページ数を併記し、（新〇〇ページ・全〇〇ページ）と表記しました。

一、出席者の肩書は「大白蓮華」2023年3月号時点のものです。

一、内容は掲載時の医療情報などに基づいた、個人的見解によるものです。

デザイン：堀井美惠子　HAL
カバーイラスト：PIXTA（アレンジHAL）
本文レイアウト：安藤　聡
制作協力：㈱プランク

1　総　論

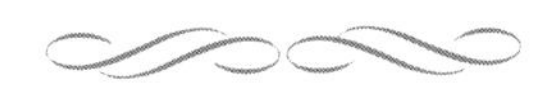

かつて、がんは〝不治の病〟と捉えられてきました。しかし、医療の飛躍的な発展により、時代は大きく変化しつつあります。

さまざまな情報が氾濫する中にあって、がんという病気を正しく理解し、いかに向き合っていくか。

「がんの仕組み」「検診」「情報」「標準治療」（最適な治療）、そして、「病との向き合い方」などをテーマに語り合ってもらいました。

出席者

森中副総合教学部長

中河関西ドクター部長
外科医（消化器外科）

山田九州副ドクター部長
外科医（消化器・胃腸外科）

石川ドクター部女性部長

西﨑四国副ドクター部長
外科医（消化器・肝胆膵外科）

太田ドクター部員
外科医（乳腺外科）

医療は飛躍的に発展 〝がん＝死〟はかつての話

石川　今、日本では、年間約100万人が、がんと診断されています。また、生涯のうち、2人に1人が、がんにかかっています。がんは、いつ、誰がなってもおかしくない病気であり、すべての人に関係する身近な病気といえますね。

森中　がんに関する正しい知識と情報を得ることは、多くの方にとって、「確かな力」となり、「心の支え」にもなります。専門医の皆さんに、いろいろ伺っていきたいと思います。

中河　〝がん＝死〟というイメージを抱かれる方も多いかもしれませんが、今、医療の進歩により、時代は大きく変わってきています。

かつて、がんは〝死に至る病〟とされていましたが、がんの種類や進行度などによっては、適切な治療により、治癒、または寿命を延ばすことができる病気になってきています。

山田　平均寿命が延びたことで、がんにかかる方も多くなっていますが、早期に発見できれば、治癒できる方も増えています。

がん診断後の生存率も大きく改善され、がんと向き合いながら、日常生活を送られている方も多くなっています。

太田　がんの完治が難しい病状であっても、

治療は進歩してきており、病気とうまく付き合っていける方も増えてきています。

西﨑　たとえば、慢性疾患の一つである糖尿病では、治癒ではなく、悪化させずに現状維持を目指すことが多くあります。

がんの治療も同じように現状維持、いわば「がんとの共存」を目指すようにもなっています。

中河　「がんを排除する」という考えだけでなく、「がんと共に生きる」という発想が生まれてきていますね。

西﨑　仮に、がんが体内に存在したとしても、大きくならなければ、日常の中で暮らしていけます。落胆したり、絶望したりするのではなく、「前を向いて生きる心」を持つことが大切になってきますね。

山田　健康とは、病気にならないことではありません。たとえ、がんになったとして

がんという病気を正しく理解し、いかに向き合っていくかが大切

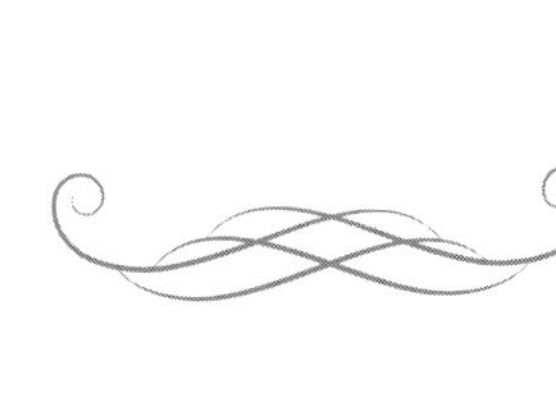

も、「心が負けないこと」こそ、「真の健康」なのだと思います。

森中　がんに限らず、今、社会では、病気に直面しても、人生をいかに充実させていけるかが、問われるようになってきていますね。

石川　私自身も、がんと診断されてから、間もなく、10年を迎えます。おかげさまで今も元気に、仕事に、学会活動に励んでいます。

〝がんが治るかどうか〟という観点だけでなく、〝いかに賢明に、価値的に、今を生きていくか〟が大切なのだと実感しています。

がんとは一体、どんな病気か？

森中　そもそも、がんとは、どんな病気なのでしょうか？

中河　がんのことを「悪性腫瘍」ということもあります。「腫瘍」とは、体の中にできた細胞のかたまりのことで、「悪性」と「良性」に分かれます。〈左ページ「がん（悪性腫瘍）と良性腫瘍」参照〉

山田　がんは、どこかから突然やって来る病気ではなく、正常な細胞に異変が起こることから始まります。

人間の体は、数十兆個もの細胞でできていますが、細胞が古くなると、新しく生まれた細胞に入れ替わっていきます。新しい

がん（悪性腫瘍）と良性腫瘍

腫瘍

何らかの原因でできた異常な細胞が体の中に作る細胞のかたまり

悪性＝がん

無秩序に増殖しながら周囲にしみ出るように広がったり（浸潤）、体のあちこちに飛び火して新しいかたまりを作ったり（転移）する

良性

浸潤（しんじゅん）や転移をせず、周りの組織を押しのけるようにしてゆっくりと増える

※多くの場合、手術で完全に取りきることができれば再発しない

がんの発生と進行の仕組み

①正常な組織

②遺伝子に傷がついた異常な細胞ができる

③複数の遺伝子の異常が蓄積した細胞が増えてかたまりを作り、周囲に広がりやすくなる

④異常な細胞が基底膜を越えて周りに広がる（浸潤）

⑤血管などに入り込んで全身に広がる（転移）

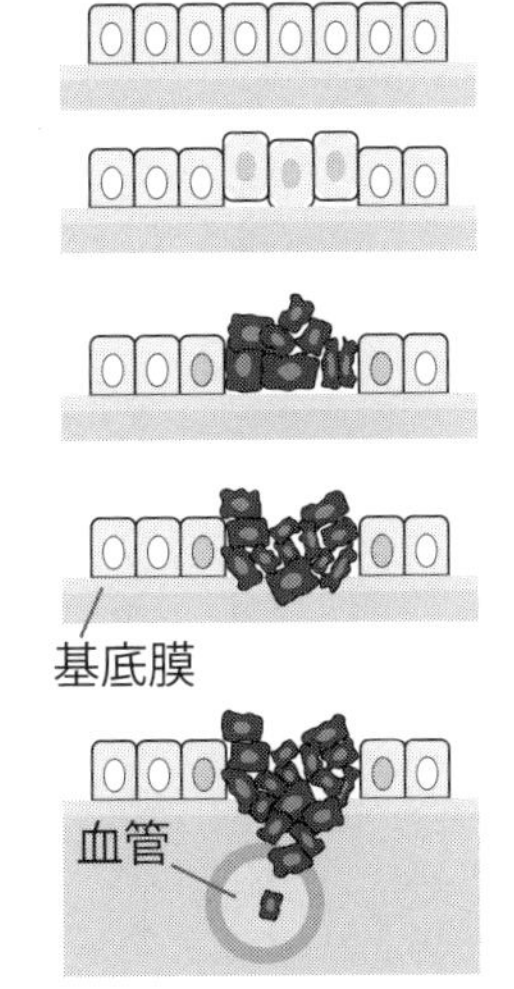

イメージ

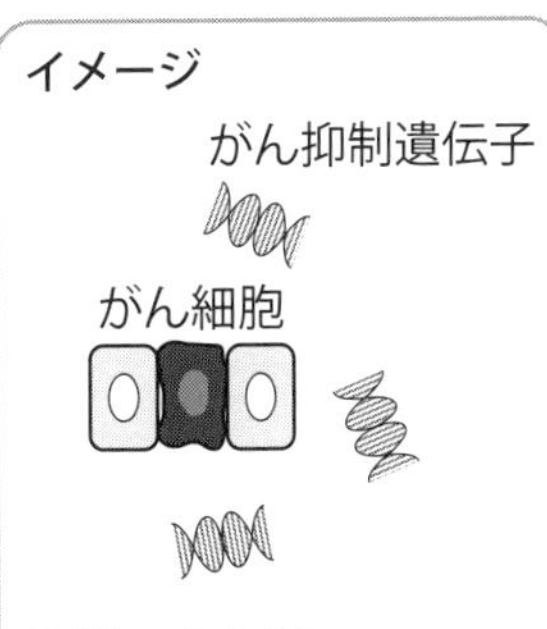

通常であれば…

免疫が働いて増殖を止められるが、勢いが強すぎると、がんの増殖を止められない

（国立がん研究センター　がん情報サービス）

細胞は、細胞の設計図である遺伝子をコピーして生まれていきます。

しかし、遺伝子に傷がつくと、コピーの失敗が起き、異常な細胞が生まれることがあります。これを「がん細胞」といいます。

西﨑　健康な人でも、毎日、数千個の単位で、「がん細胞」が発生すると考えられています。人間には、遺伝子の変異を修復するシステムが備わっていて、ほとんどの場合、「がん細胞」は退治されます。

しかし、繰り返し、細胞が傷つけられることにより、「がん細胞」を退治し切れなくなった時、身体の中で「がん細胞」が増殖していきます。これが「がんの始まり」です。〈13ページ「がんの発生と進行の仕組み」参照〉

太田　がんには、さまざまな種類がありますね。がんは、発生した細胞の種類によって、「癌腫」や「肉腫」、「血液がん」などの

がんは、遺伝子の異常などによって発生する細胞の病気

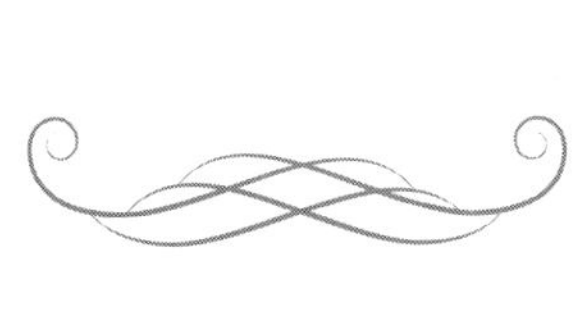

がんの分類と特徴

		発生する細胞	がんの例	特徴
固形がん	癌腫	上皮細胞（消化管や気道などの内側や体の表面、臓器などをおおう細胞）	肺がん、乳がん、胃がん、大腸がん、子宮がん、卵巣がん、頭頸部のがんなど	●周囲にしみ出るように広がる（浸潤） ●体のあちこちに飛び火して新しいがんのかたまりを作る（転移） ●かたまりで増える
	肉腫	非上皮性細胞（骨や筋肉などを作る細胞）	骨肉腫、軟骨肉腫、横紋筋肉腫、平滑筋肉腫、線維肉腫、脂肪肉腫、血管肉腫など	

	発生する細胞	がんの例	特徴
血液がん	血球（白血球などの、血管や骨髄、リンパ節の中にある細胞）	白血病、悪性リンパ腫、骨髄腫など	●かたまりを作らずに増える ●悪性リンパ腫ではかたまりができ、リンパ節などが腫れることがある

（国立がん研究センター　がん情報サービス）

種類に分類されています。〈15ページ「がんの分類と特徴」参照〉

中河　長い生命の歴史の中で、遺伝子の変異があったからこそ、私たちは存在しているともいえますね。

生命は、さまざまな環境の中で生き残っていくために遺伝子を変異させ、その中で多様な生物が生まれてきました。

西﨑　生命の進化を支えてきた遺伝子の変異によって、がんも生まれる。

そう考えると、がんは、生命の中に組み込まれた、誰もが避けられない、生物としての「宿命的存在」ともいえるのではないでしょうか。

今後、こうした遺伝子などの研究が進めば、がん治療はさらに飛躍的に進歩すると期待されています。

「がん検診」を受けて早期発見・早期治療を

中河　がんの検査法や治療法は、日々進歩しています。がんと向き合うためには、自分の病状と、今後、受ける治療について、正しく理解していくことが大切ですね。

山田　大切な命を守るためにも、早期発見・早期治療は、何よりも重要です。定期的に「がん検診」を受けることをお勧めします。

無症状のうちに、がんを初期の段階で発見するために有用な方法が「がん検診」です。無症状で発見されるがんは、進行していない可能性が高いため、早期に治療することで、がんの治癒にもつながります。元気な時こそ、検診を受けるべきです。

太田　コロナ禍の受診控えの影響などを受けて、「がん検診」の受診率が大幅に減少していますね。

西﨑　早期発見のがんが減少し、進行がんの患者さんが、以前に比べて増えてきています。検診を1年空けると、それだけ進行

がんになる確率

生涯では65%　男性

生涯では50%　女性

国立がん研究センター　がん情報サービス
「がん統計」より作成
2018年データに基づく累積罹患リスク

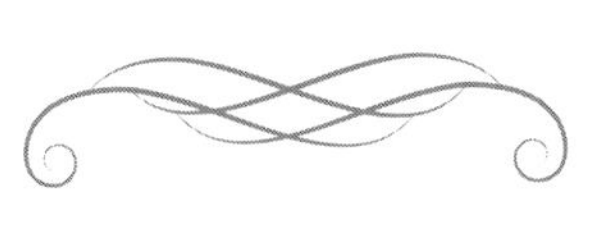

いつ、誰がなってもおかしくない病気――早期発見のために定期的な「がん検診」を

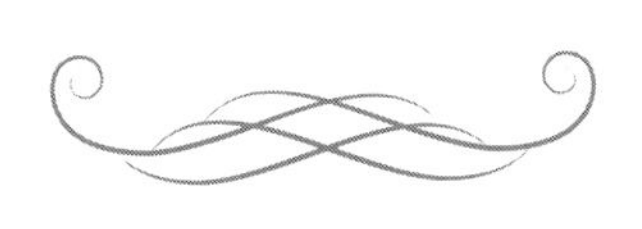

し、治療できる可能性が低くなってしまいます。

山田　「自分だけは大丈夫」と思っていても、誰でもがんになる可能性があります。放置して治療が遅れてしまうリスクを考えれば、迷わず受診することが大切です。

石川　「がん検診」は基本的に、お住まいの市区町村で受けられます。他人事ではなく、自分事と捉え、ぜひ受診していただきたいと思います。〈「がん検診」については、146ページのサイトなどをご参照ください〉

科学的根拠に基づいた最適な治療が「標準治療」

中河　早期発見・早期治療とともに、大切なのは、適切な治療を受けていくことですね。

森中　がんの治療法にはどのようなものがあるのでしょうか？

山田　主に三大治療として、「手術」（外科治療）、「薬物療法」（抗がん剤治療など）、「放射線治療」が挙げられます。

さらに現在は、第4の治療法として、「免疫療法」が研究されています。

西﨑　がん治療でまず大事なことは、がんの種類ごとに、病状に合った最適な治療である「標準治療」を行うことといえますね。

山田　誤解されることが多いのですが、「標準治療」とは〝普通の治療〟という意味ではなく、科学的根拠に基づき、現段階で「最も推奨される治療法」のことです。

太田　自分自身のがんに合った「標準治療」を知るには、「診療ガイドライン」が参考になります。国立がん研究センターのウェブサイトなどでも閲覧できますね。

西﨑　一方、「補完代替療法」というものがあります。健康食品やサプリメントなど、さまざまなものがありますが、科学的根拠や安全性がはっきりしないものが多いため、「補完代替療法」だけで、がんを治療しようとするのは危険です。

石川　インターネットの情報にも、根拠のないものがたくさんあります。惑わされないために情報元を確認し、相談する時は信頼できる相談窓口を選ぶことも大切ですね。

森中　次回以降も、がんの「予防」や「検診」、「情報」の集め方、「治療」の選択などについて詳しく伺っていきたいと思います。

「最善の治療」と「最高の信心」を

石川　池田先生は、「どこまでも、『最善の治療』と『最高の信心』が大事です。全員が賢者になって健康第一で生き抜いてほしい。それが私の願いです。祈りです」と語られていますね。

山田　どんなに気をつけていても、病気になることはあります。仏法が「生老病死」の四苦を説いているように、一面では、人生は病との闘いといえます。「信心」は、その闘いに打ち勝っていく究極の力であることを池田先生は教えられています。

中河　病に直面し、〝なぜ自分が〟とショックを隠せなかったことや、〝現実にどう立ち向かっていけばいいのか〟と嘆いたことなどを多くの方が語っています。「生老病死」という根源的な苦悩は、誰人にとっても、避けられないものといえます。

西﨑　日蓮大聖人は、病に悩む門下・富木尼御前を深く心配され、何度も励ましのお手紙を送られていますね。

「いかでか病も失せ寿ものびざるべきと強盛におぼしめし、身を持し心に物をなげかざれ」（新1317ページ・全975ページ）と。

森中　池田先生は、この御聖訓を通して、「健康長寿の賢者」として生き抜いていくための大事な指針を三つ示されています。

第1に「強盛におぼしめし」です。「妙法には無量の功力があります。ゆえに、『必ず乗り越えられる』『絶対に大丈夫だ』という強い強い確信をもつことです。心が病魔に負けてはなりません」と。

第2に「身を持し」です。「生活を律して自身の身を大切にすることです」「厳しい現実に立ち向かって、自身の身を守ることが大事です」と。

そして第3に「心に物をなげかざれ」です。「『決して悲観的になって嘆かない』『くよくよしない』という逞しく聡明な生き方が大切です」と。

太田　実際、大聖人の最大の励ましを受けた富木尼御前は「更賜寿命」の功徳で、長寿を全うしていますね。

中河　仏法には「健病不二」という思想がありますね。生命の根源においては、健康と病気は、本来、一体であるという捉え方です。

森中　健康と病気が互いに関連し合っているがゆえに、信心に励み、病苦と闘うことで、心身ともに「真の健康」を確立することができます。思いがけず直面した病苦も、ただ忌み嫌う対象と捉えるのではなく、病苦と闘う前向きな生命を、広く「健康」と捉えることができます。

石川　池田先生は、このように慈愛の励ましを送ってくださっています。

「病に直面して、健康の大切さ、生命の尊さを実感していくのです。自身の人生と使

がんは生物としての「宿命的存在」——「健病不二」であり、「病」は即「使命」いかなる「宿命」も「使命」に転換

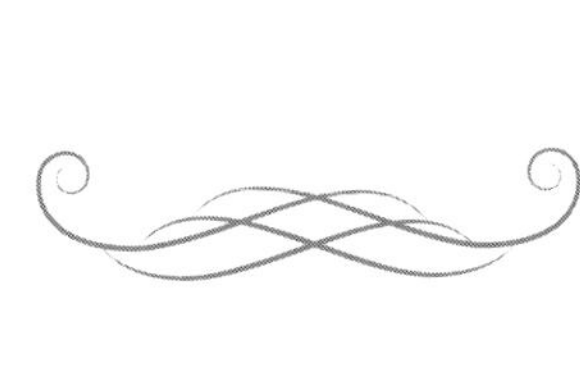

命を一重深く見つめ直すことができるのです。その上で、強盛な信心、不屈の祈りで病魔と闘い、自身の偉大な境涯を築いていく姿は、皆に勇気と希望を贈ります。『病』は、即『使命』です」と。

森中　さらに池田先生は、こう教えられています。

「生老病死の苦悩から無縁の人間は誰一人いません。また同時に、その苦悩を乗り越えゆく生命の無限の可能性——仏性を具えていない人間もいないのです。この万人平等の真実に眼を開くことが、苦悩からの解放の第一歩なのです」と。

仏法の眼から見れば、いかなる病の苦悩も、宿命転換できる好機と捉え、前進していける。それが、私たち創価の同志の強さです。仏法の哲学、学会の存在は、ますます輝きを放ち、希求されていくと確信します。

2　予防・検診について

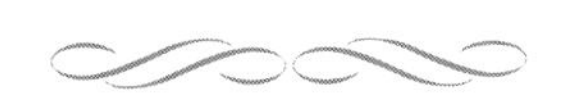

　コロナ禍などの影響による「がん検診」の大幅な受診率低下が、深刻な問題になっています。検診を見送るうちに、未発見のがんが進行し、治療の選択の幅を狭めてしまいかねません。大切な命を守るためにも、「早期発見・早期治療」が何よりも重要です。
「予防」「検診」の重要性、具体的な実践などについて語り合ってもらいました。

出席者

小泊女性部教学部長

山田九州副ドクター部長
外科医（消化器・胃腸外科）

山内東京・中央区ドクター部長
外科医（消化器・胃腸外科）

西﨑四国副ドクター部長
外科医（消化器・肝胆膵外科）

原田愛媛総県ドクター部書記長
内科医（呼吸器・がん薬物療法）

太田ドクター部員
外科医（乳腺外科）

もう少し早く発見できていれば――

小泊　コロナ禍などの影響により、がん検診の受診が減り、がんの見過ごしが増えるなど、問題になっているそうですね。

太田　病院での感染を恐れるあまり、気になる症状があっても受診しない方が増えています。

山内　体に異変を感じていたにもかかわらず、受診しなかったために、がんが進行し、手遅れになってしまったケースも多くあります。

原田　「もう少し早く発見できていれば」と悔やまれることはたくさんあります。

がん検診は命を守るために大切なものです。ぜひ受けていただきたいと思います。

小泊　実は、私も検診がきっかけで、がんが発見されました。家族から、「何かあってからでは遅いから、受けたほうがいい」と言われ、20年ほど前から、検診を受け始めました。

15年前、検診でがんが判明しましたが、早期発見・早期治療できたおかげで、今は、完治することができました。

山田　定期的に検診を受けることは本当に大切ですね。どの種類のがんにおいても、治癒のためには、早期発見・早期治療が何よりも重要です。

小泊　池田先生から、「病気になる前よりも、健康になるよ」と激励していただいた通り、以前よりも元気になり、学会活動に励んでいます。

今でも毎年、がん検診を受診し、予防にも気をつけ、バランスのよい食生活や運動なども心掛けています。

西崎　がん検診に〝毎年、誕生月に行く〟〝毎年、記念日に行く〟など、習慣化している方もいますね。定期的な検診を欠かさず、予防を心掛けていくことは、大切な命を守ることにつながります。

日本人のがんの要因

山田　がんは、さまざまな要因が重なり合って発症していると考えられていますが、その中には、予防できるものも多く含まれています。

小泊　がんの要因には、どのようなものが

命を守るため、定期的な検診を
早期発見・早期治療が重要

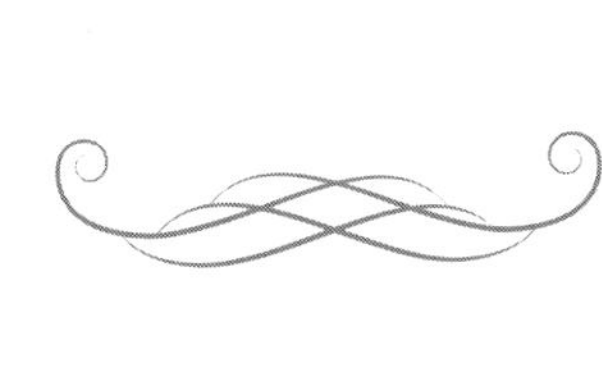

あるのでしょうか？

山内　日本人では、男性のがんの43・4％、女性のがんの25・3％は、「生活習慣」や「感染」が原因と考えられています。こうした原因は、対策をすることができます。

〈下図「日本人におけるがんの要因」参照〉

科学的根拠に基づくがん予防

原田　国立がん研究センターをはじめとする研究グループでは、日本人を対象としたこれまでの研究を調査しました。

　日本人のがんの予防にとって重要な「禁煙」「節酒」「食生活」「身体活動」「適正体重の維持」「感染」を取りあげ、「日本人のためのがん予防法」が定められています。

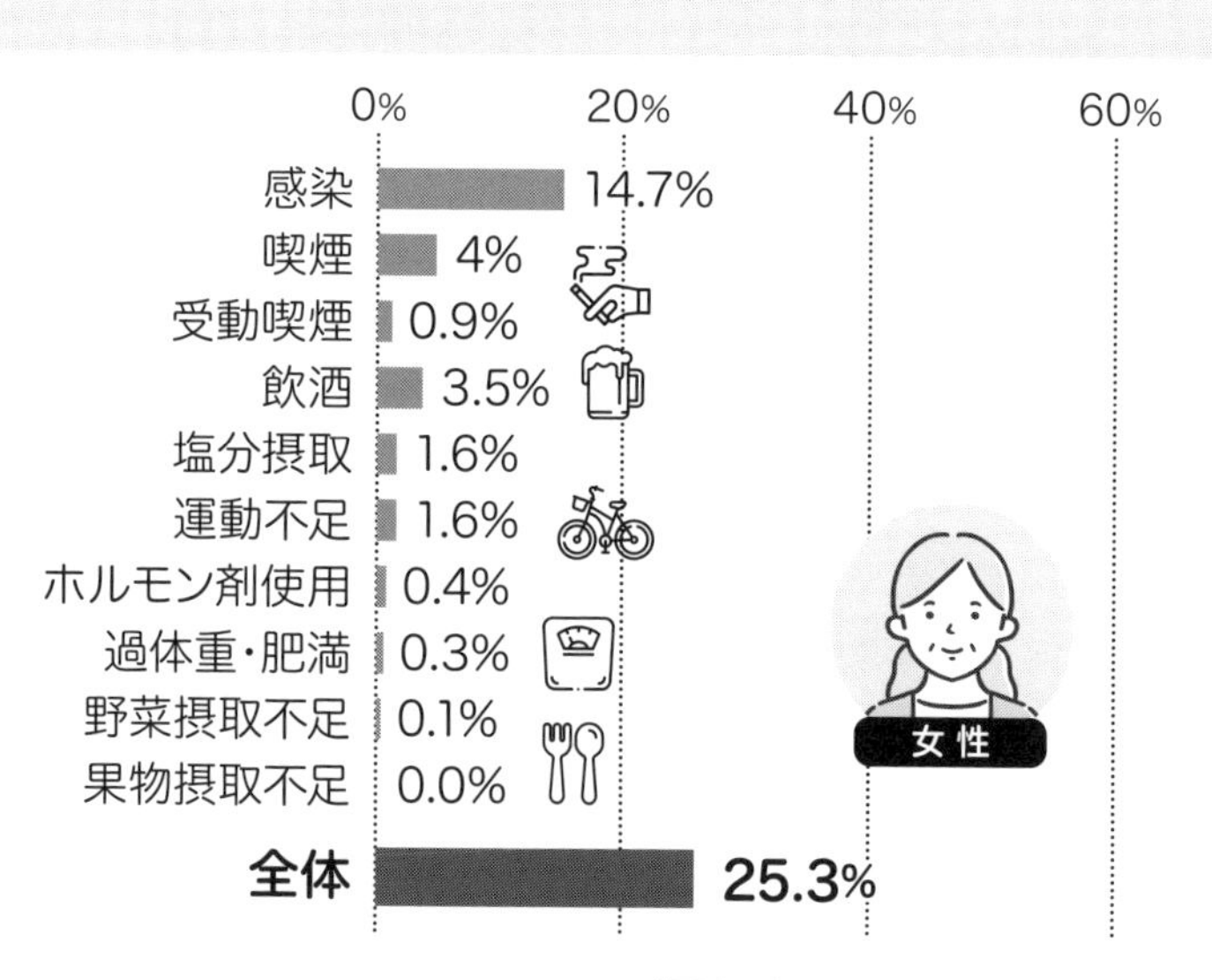

（国立がん研究センター　がん情報サービス）

山田　特に、「5つの健康習慣」を実践(じっせん)することで、がんになる確率を低くしていくことが可能ですね。

「5つの健康習慣」を実践する人は、0または1つ実践する人に比べ、リスクは、ほぼ半減しています。〈29ページ「がんリスクを減らす5つの健康習慣」参照〉

太田　国立がん研究センターがん予防・検(けん)診(しん)研究センターがまとめた、「がんを防ぐための新12か条」も公開されていますね。

原田　がんを完全に予防できるわけではありませんが、科学的な研究結果を根拠にして、まとめられたものです。ぜひ、参考にしてください。〈29ページ「がんを防ぐための新12か条」参照〉

日本人におけるがんの要因

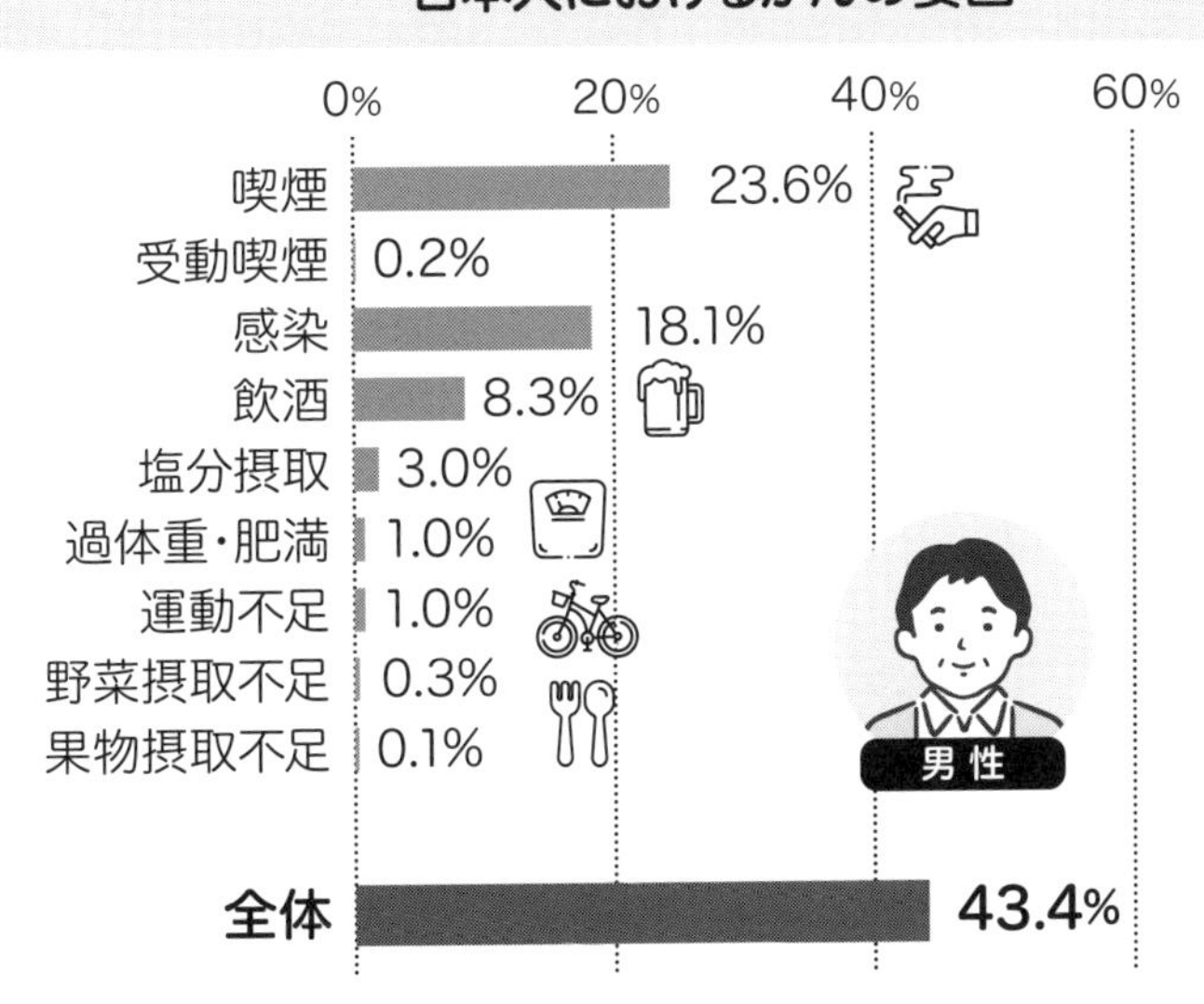

※「全体」は、2つ以上の生活習慣が複合して原因となる「がんの罹患」も含めた数値

「禁煙」が最も効果的な予防

西崎　がんの予防のためには、「たばこを吸わない」ことが最も効果的ですね。日本では、がんによる死亡のうち、男性で約30%、女性で約5%は、たばこが原因と考えられています。

山田　たばこは、がんだけでなく、心筋梗塞や脳卒中など、循環器の病気になることも明らかです。本人だけでなく、吸わない周りの人にも、健康被害を引き起こします。

原田　今すぐ禁煙するか、その努力をすることで、さまざまな病気のリスクを大幅に低減できます。

西崎　禁煙外来などで、専門家と共に取り組むこともお勧めします。地域の医療機関を探し、ぜひ、禁煙に取り組んでいただきたいと思います。

「感染」も主な原因

小泊　日本人のがんの原因として、感染も多いですね。

西崎　肝臓がんの原因となるB型・C型肝炎ウイルス、胃がんの原因となるピロリ菌、また、子宮頸がんの原因となるヒトパピローマウイルス（HPV）などがあります。

山田　感染しても、必ずがんになるわけではありませんが、予防のために、ぜひ一度は、地域の保健所や医療機関などで検査を受けていただきたいと思います。〈31ページ

がんリスクを減らす5つの健康習慣

禁煙する

たばこは吸わない
他人のたばこの煙を避ける

節酒する

飲酒量の目安
1日あたり純エタノール量換算で23g程度

日本酒　1合
ビール大瓶（633ml）1本
焼酎・泡盛　原液で1合の2/3
ウイスキー・ブランデー　ダブル1杯
ワイン　グラス2杯程度

食生活を見直す

①減塩する
1日あたりの食塩摂取量の目安
男性7.5g未満
女性6.5g未満

②野菜と果物をとる
1日あたり野菜を350g
果物もあわせて400g程度

③熱い飲み物や食べ物は冷ましてから

身体を動かす

推奨される身体活動量の目安
歩行
（または同等以上の活動）
1日60分
息がはずみ、汗をかく程度の運動
1週間に60分程度

適正体重を維持する

太りすぎ痩せすぎに注意
BMI値=（体重kg）/（身長m）^{2}
目安　男性BMI値21〜27
　　　女性BMI値21〜25

（国立がん研究センター がん情報サービス）

がんを防ぐための新12か条

- 1条　たばこは吸わない
- 2条　他人のたばこの煙を避ける
- 3条　お酒はほどほどに
- 4条　バランスのとれた食生活を
- 5条　塩辛い食品は控えめに
- 6条　野菜や果物は不足にならないように
- 7条　適度に運動
- 8条　適切な体重維持
- 9条　ウイルスや細菌の感染予防と治療
- 10条　定期的ながん検診を
- 11条　身体の異常に気がついたら、すぐに受診を
- 12条　正しいがん情報でがんを知ることから

「がんの発生に関係するウイルス・細菌」参照〉

日本における「がん検診」

山内　日本のがん検診は、市区町村などの住民検診に代表される「対策型検診」と、人間ドックなどの「任意型検診」があります。〈左ページ「がん検診の種類」参照〉

小泊　「検診」と「健診」では、何が違うのでしょうか?

山内　「検診」は、ある特定の病気にかかっているかどうかを調べるために診察・検査を行うことです。

「健診」は、「健康診断」のことで、健康かどうか、病気の危険因子があるかどうかを確かめるものです。

太田　がんを発見するには、「健康診断」だけでなく、「がん検診」が含まれるか確認することが大切です。

山田　厚生労働省は、胃がん・大腸がん・肺がん・乳がん・子宮頸がん、この5つのがんに対し、定期的に検診を受けることを推奨しています。

西﨑　40歳以上で大腸がん・肺がん・乳がん、50歳以上で胃がん、また、女性の場合は20歳以上で子宮頸がんの検診を受けることが重要です。

　当てはまる年齢の方は、「自分だけは大丈夫」と思わずに、迷わず受診していただきたいと思います。〈33ページ「国が推奨する5種類のがん検診」参照〉

がんの発生に関係するウイルス・細菌

ウイルス・細菌	がんの種類
ヘリコバクター・ピロリ（H. pylori）	胃がん
B型・C型肝炎ウイルス（HBV、HCV）	肝臓がん
ヒトパピローマウイルス（HPV）	子宮頸がん、陰茎がん、外陰部がん、膣がん、肛門がん、口腔がん、中咽頭がん
エプスタイン・バーウイルス（EBV）	上咽頭がん、バーキットリンパ腫、ホジキンリンパ腫
ヒトT細胞白血病ウイルスI型（HTLV-1）	成人T細胞白血病／リンパ腫

がん検診の種類

	対策型がん検診 (住民検診型)	任意型がん検診 (人間ドック型)
目　的	対象集団全体の死亡率を下げる	個人の死亡リスクを下げる
概　要	予防対策として行われる公共的な医療サービス	医療機関・検診機関などが任意で提供する医療サービス
費　用	無料 一部、少額を自己負担する検診もある	全額自己負担
検診例	住民検診、職域検診	人間ドック、がんスクリーニング検査

「がん検診」の申し込みと流れ

太田　各自治体のがん検診の案内は、郵送だけでなく、ホームページや広報誌にも記載されています。年度ごとに実施時期や施設が異なることもありますので、ご覧ください。〈35ページ「各自治体のがん検診の申し込み」参照〉

山内　がん検診では、「がんの疑いあり（要精検）」か、「がんの疑いなし（精検不要）」かを判定します。

「要精検」の場合は、精密検査を受け、必要に応じて治療を行います。「異常なし、または良性の病変」の場合は、次回の検診を受診します。

西﨑　がん検診の種類によって、精密検査の方法は異なります。どこで精密検査を受ければいいかは、検診を受けた医療機関や、かかりつけ医にご相談ください。〈35ページ「がん検診の流れ」参照〉

症状が出る前に「がん検診」を

原田　検診は自覚症状がない段階で行われるため、がんが進行していない状態で発見できる可能性が高くなります。

一方で、痛みや出血など、体調の変化を感じてから、病院でがんと診断された場合は、進行していることが多くなります。体調に異常を感じない時、元気な時にこそ、検診を受けることが重要です。

国が推奨する5種類のがん検診

<table>
<tr><th>がん検診の種類</th><th>検診方法</th><th>対象年齢</th><th>検診間隔</th></tr>
<tr><td>胃がん検診</td><td>問診、胃部X線検査
または胃内視鏡検査</td><td>50歳以上
※胃部X線検査は40歳以上に対し実施可</td><td>2年に1回
※胃部X線検査は毎年実施可</td></tr>
<tr><td>大腸がん検診</td><td>問診、便潜血検査</td><td rowspan="3">40歳以上</td><td rowspan="2">毎年</td></tr>
<tr><td>肺がん検診</td><td>質問（問診）、胸部X線検査、
喀痰細胞診（対象該当者）</td></tr>
<tr><td>乳がん検診</td><td>問診及び乳房X線検査
（マンモグラフィ）
※視診、触診は推奨しない</td><td rowspan="2">2年に1回</td></tr>
<tr><td>子宮頸がん検診</td><td>問診、視診、細胞診、内診
必要に応じて
コルポスコープ検査</td><td>20歳以上</td></tr>
</table>

太田　たとえば乳がんは、日頃から乳房を意識して生活することで、早期発見につながります。40歳になったら定期的に乳がん検診を受けること、入浴時等に変化（乳房のしこり、乳頭からの血のような分泌液など）を確認することが大切です。

変化を自覚したら、検診で異常がなくても、すぐに医療機関を受診してください。

〈各種がんの症状については、146ページのサイトなどをご参照ください〉

「小事」が「大事」
信心しているからこそ

小泊　池田先生は、このように語られていますね。

「何ごとも『小事』が『大事』です。小さなことを軽く考えてはならない」「健康の問題も『小さな症状だから大丈夫』と素人判断するのではなく、特に年配者は大きな病気の予兆かもしれないと、とらえていくべきです」

「『自分だけは平気』『信心しているから大丈夫』といった過信があってはならない。信心をしているからこそ、油断なく、賢明に生きていくのである」

太田　症状があっても、怖がったり、面倒に思ったり、放っておいて検査や検診を受けない方もいますが、自分のためにも、家族のためにも、ぜひ受けていただきたいと思います。

各自治体のがん検診の申し込み

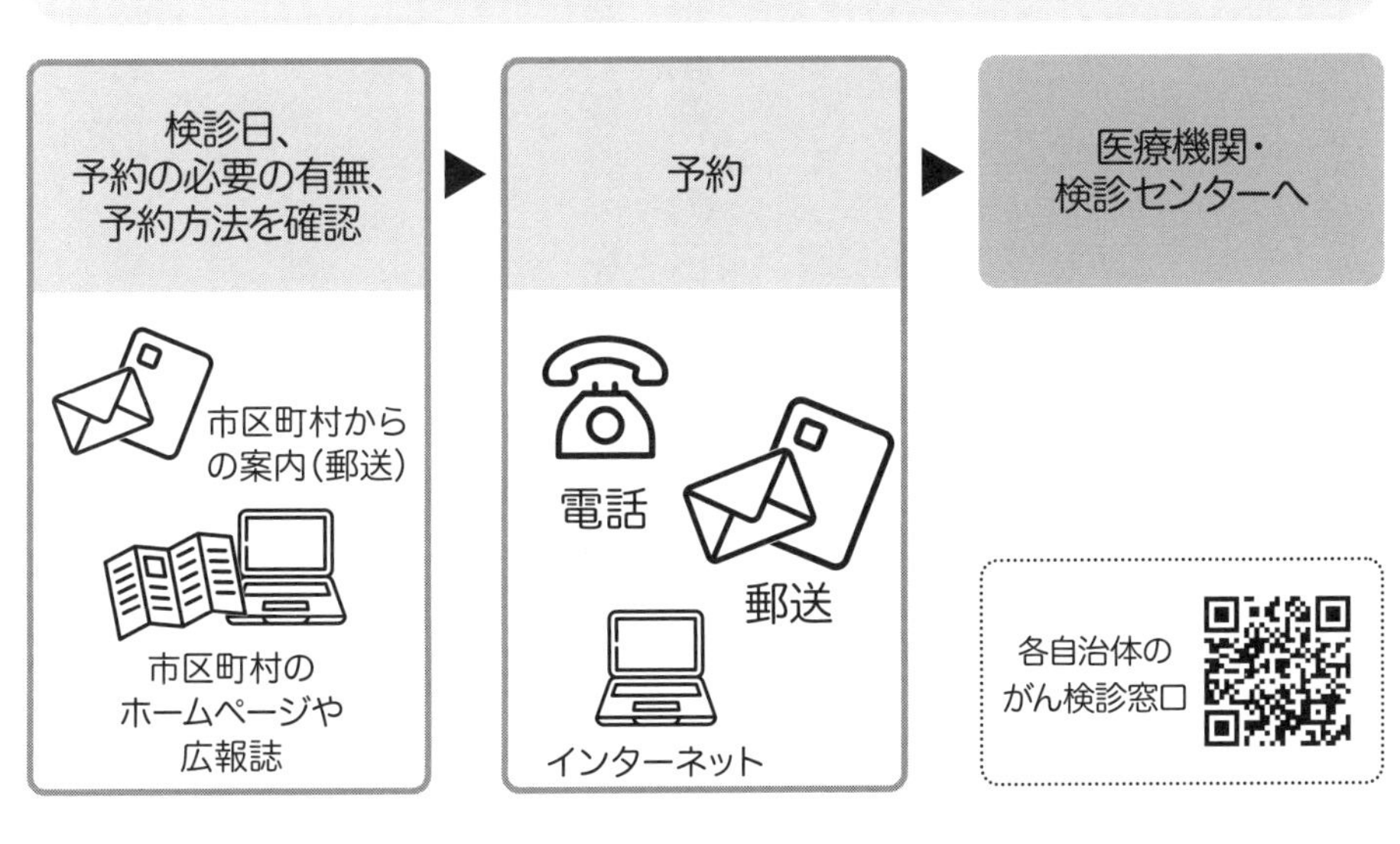

がん検診の流れ

がん検診
（検査）

がんの
疑いあり
（要精検）

精密検査

がん

がんの治療

異常なし
または
良性の病変

がんの
疑いなし
（精検不要）

次回の
がん検診

原田　忙しいからといって、後回しにしてはいけませんね。医療は飛躍的に発展していますが、診断が遅れると、治療自体が難しくなる場合があります。気になる症状があれば、勇気を出して受診してください。

「健康の智慧」を学び「価値創造」の日々を

山内　仏法では、医学を最大に尊重しています。仏典にも、当時、世界の最先端であったインド医学の真髄が取り入れられていますね。病気やその原因、具体的な治療法や予防法、看護法まで記されています。

山田　日蓮大聖人も、病に悩む富木尼御前へのお手紙で、「重病ですら良医にかかり、早く治療すれば命を保つことができます」（新１３０７ページ・全９８５ページ、通解）と、速やかな治療の大切さを教えられています。

そして、医術の心得があった四条金吾に診てもらうようにも勧められていますね。

西崎　池田先生は「健康」について、このように教えられています。

「健康で、長生きをして、価値ある充実の人生を楽しんでいくのが、信仰の目的である。健康は、自らの智慧と決心でつくるものだ」

「聡明に自己を律し、賢明な生活を心掛け、自分自身の健康を勝ち取っていただきたい」

小泊　健康は、ある意味で、自分自身が

〝医師〟となり、〝看護師〟となって、賢(かしこ)く守っていかなければならないとも、池田先生は教えてくださっています。

「健康の智慧」を学び、「価値創造」の日々を刻(きざ)みながら、尊(とうと)き「使命の人生」を歩み抜(ぬ)いてまいりたいと思います。

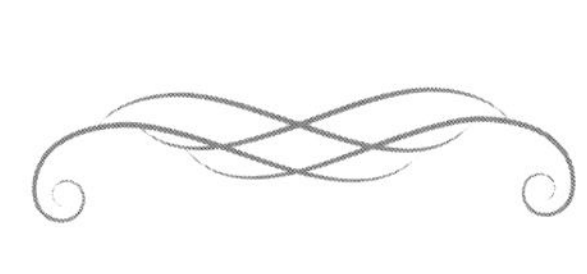

「長生きをして、価値ある充実(じゅうじつ)の人生を。
健康は、智慧(ちえ)と決心でつくるもの。
聡明(そうめい)に自己(じこ)を律(りっ)し、賢明(けんめい)な生活を」

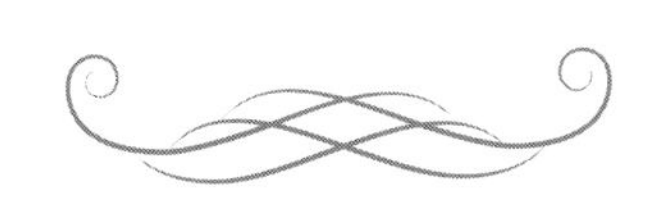

3　治療（ちりょう）について㊤
情報の活用・医療者（いりょうしゃ）との関係

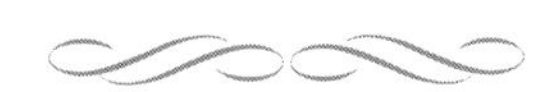

がんは種類や状況（じょうきょう）によって、それぞれに個別の治療方針（ほうしん）があります。自分自身が納得（なっとく）し、最適な治療を選択（せんたく）していくことがとても大切です。

ここからは、治療について、具体的な内容を紹介（しょうかい）してもらいます。最初に、情報をいかに賢明（けんめい）に活用し、力（ちから）に変えていくか。そして、医療者との関係をいかに築いていくかについて、語り合ってもらいました。

出席者

小泊（こどまり）女性部教学部長

山田九州副ドクター部長
外科医（消化器・胃腸外科）

山内東京・中央区ドクター部長
外科医（消化器・胃腸外科）

西﨑四国副ドクター部長
外科医（消化器・肝胆膵外科）

原田愛媛総県ドクター部書記長
内科医（呼吸器・がん薬物療法）

太田ドクター部員
外科医（乳腺外科）

治療が始まるまで

小泊　がんと最初に告げられた時のショックや動揺は、誰にとっても大きなものですね。私の場合、家族や周囲に負担をかけることにも不安を感じました。病状や治療などの説明を受けても、よく理解できないまま進むケースも多くあるそうですね。

山田　診断された直後は、落ち着いて話を聞くのはなかなか難しく、無理もありません。家族や身近な人に話す中で心が整理され、ショックや動揺が、少しずつ和らぐことが多いようです。

西﨑　気持ちが落ち着いてから、あらためて医師から受けた説明を聞き直したり、不安や疑問に思うことを尋ねたりしてもいいと思います。その際、身近な人と一緒に聞いてもいいかもしれません。説明内容をメモなどに書きとめることも大切ですね。

原田　自分の病状や病気の性質を正しく知っていく。そして、どんな治療法があり、今の自分には何が適切なのかを理解していく。さらに、どこを目指して治療に臨むのかを、自分だけでなく、家族など関係する人ともよく話し合って決めていく。このことが大事ではないでしょうか。

小泊　そこから、実際の治療が始まっていくのですね。

山内　がん治療は極めて個別的で、一人一人、状況が異なります。自分にとって適切な治療を選択していくことが大切です。治療が始まるまでの目安になる項目がありますので、参考にしていただければと思います。〈42ページ「がんと診断されてから治療が始まるまでのチェックリスト」参照〉

ヘルスリテラシー
がん情報さがしの10カ条

小泊　適切な治療を選択していくためには、情報を賢明に活用することが大切ですね。

山田　健康・医療情報を活用する力を「ヘルスリテラシー」といいます。

①適切な情報を探して「入手」する
②情報を正しく「理解」する
③情報が信頼できるか「評価」する
④情報を「活用」して、意思決定・行動をしていく

こうした力を身につけることが、自分だけでなく、家族や友人の健康を守るためにも、とても重要です。〈43ページ「ヘルスリテラシーの流れ」参照〉

小泊　特に、がんの情報を集める時は、自分にとって何が役に立つのか、内容は信頼できるのかなど、気をつけるポイントがあるそうですね。

太田　国立がん研究センターが示した「がん情報さがしの10カ条」があります。とても大事な内容ですので、ぜひ参考にしてください。〈45ページ「がん情報さがしの10カ条」参照〉

がんと診断されてから治療が始まるまでのチェックリスト

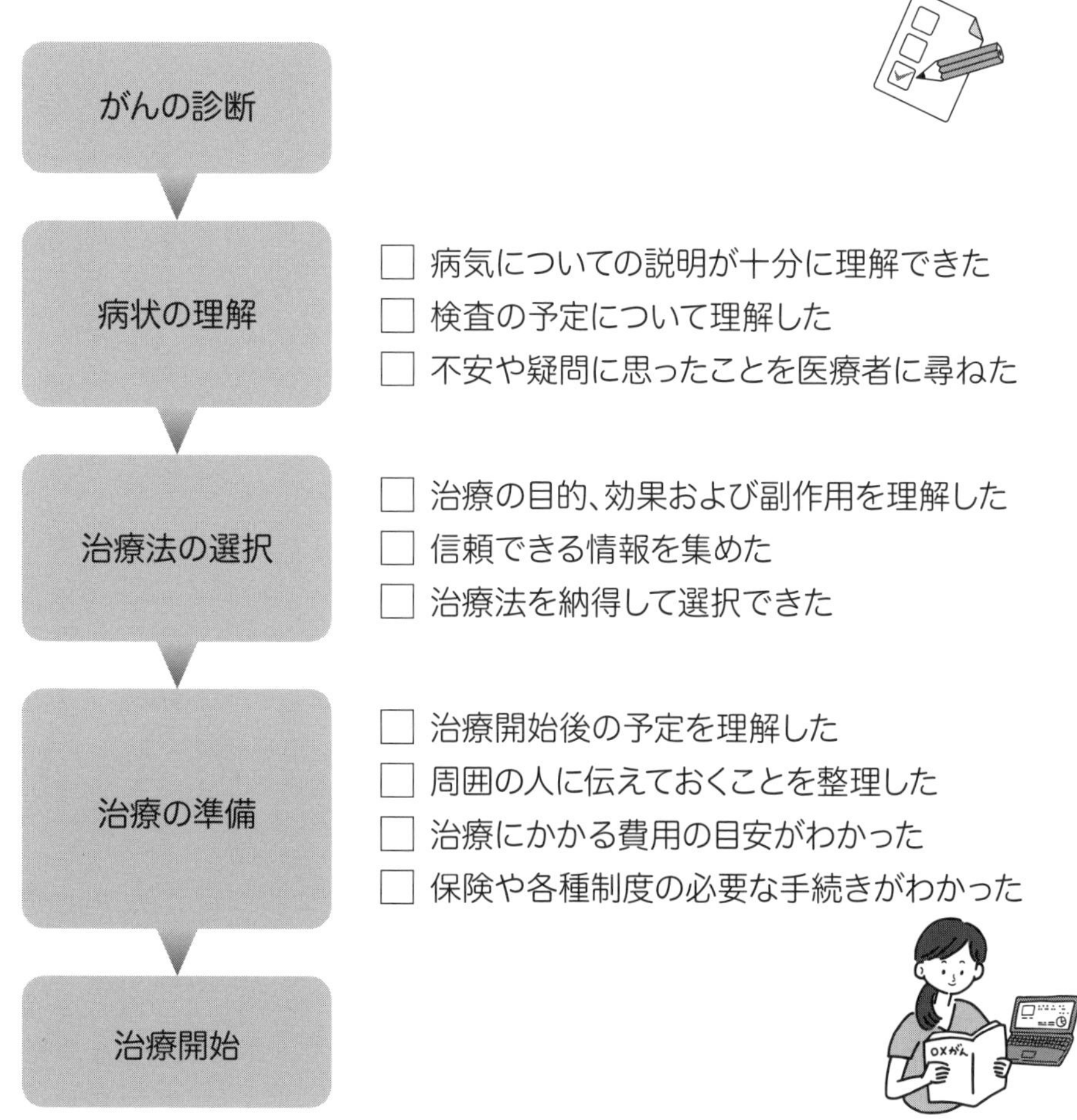

（国立がん研究センター がん対策情報センター）

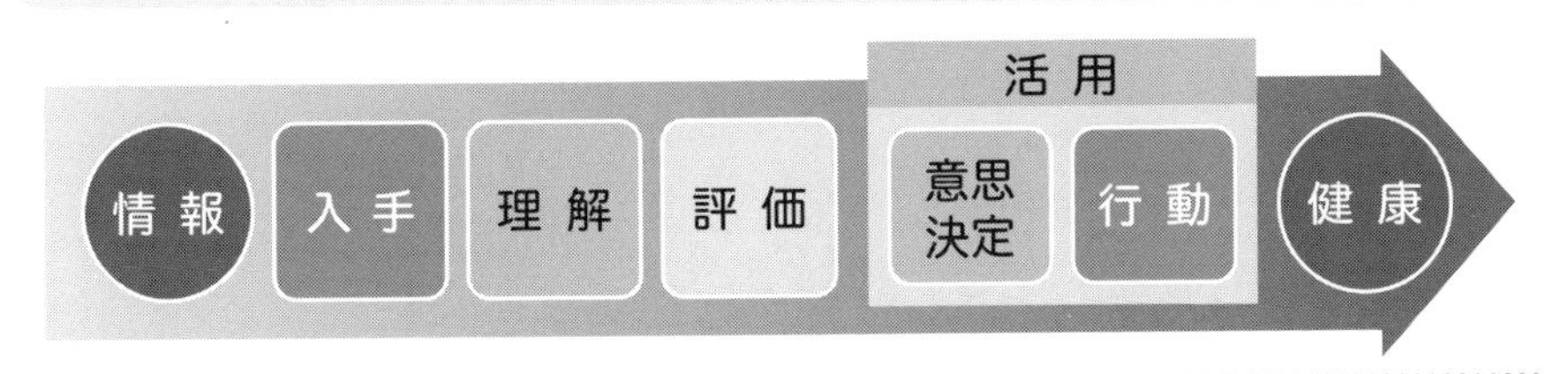

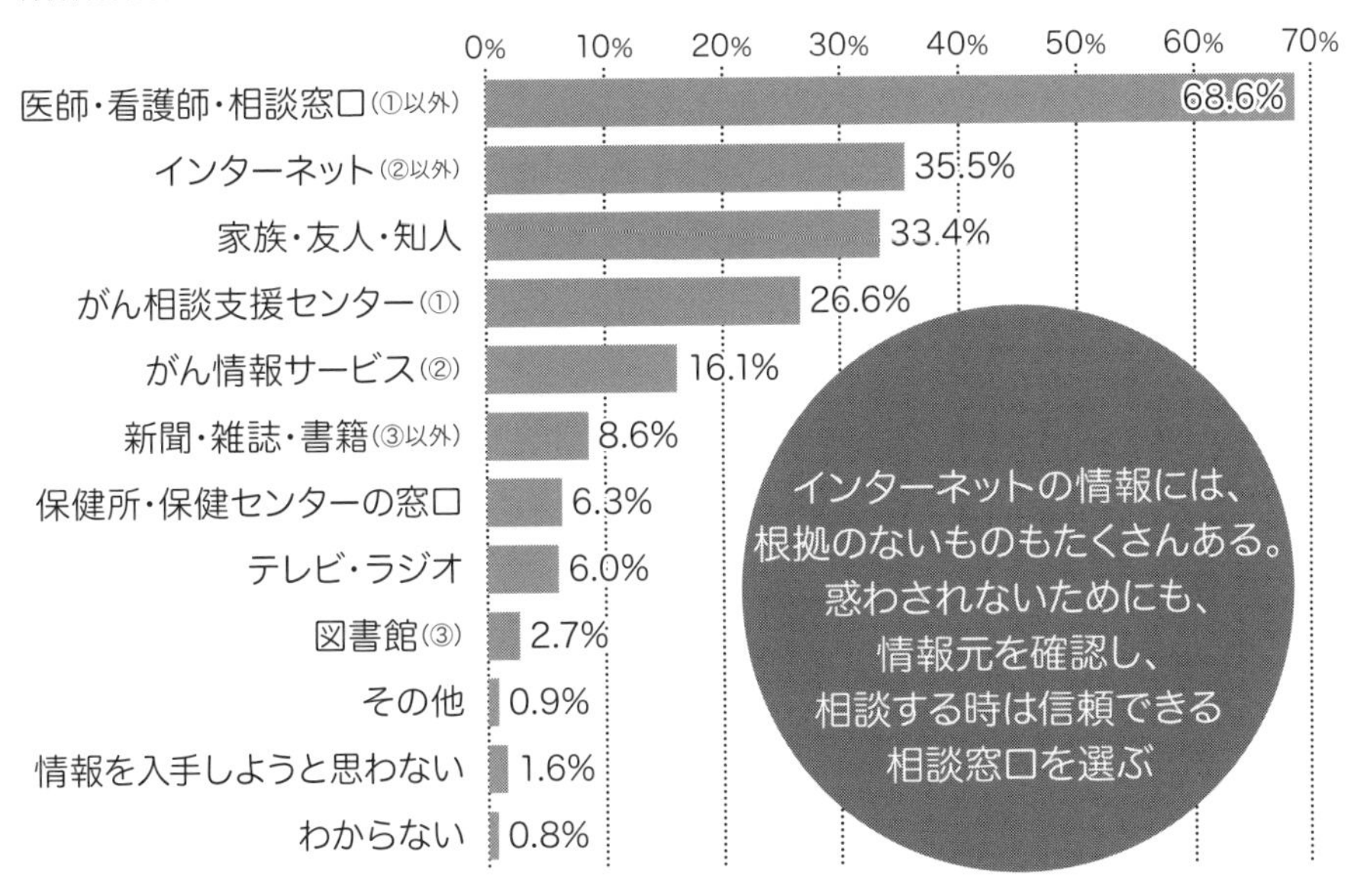

(「がん対策に関する世論調査」平成28年度 内閣府政府広報室より)

医療者と良好な関係を

小泊　診断を受けた時点で、病状を最もよく理解しているのは、担当医の方ですね。

原田　別の医師の意見を聞く「セカンドオピニオン」の活用もありますが、まずは「ファーストオピニオン」、つまり最初に受けた担当医の意見を十分に理解しておくことが大事です。

山田　納得して治療や療養に向き合うために、担当医や医師以外の医療スタッフとも、良好な信頼関係を築いていくことがとても大切ですね。参考に、医療者と上手に対話していくコツ、また聞いておきたいことの例などを紹介します。〈47ページ「医療者と上手に対話するコツ」参照〉

セカンドオピニオン

小泊　先ほど、「セカンドオピニオン」という言葉がありましたが、あらためて詳しく伺えますか？

西崎　「第2の意見」と訳され、診断や治療方法について、現在の担当医以外の医師の意見を聞くことです。たとえば、「提示された治療方針を納得して受け入れたい」「別の治療法がないか知りたい」といった時に検討できます。

山内　「セカンドオピニオン」は、患者の権利として認められていますが、必ず受けなければいけないものではありません。

がん情報さがしの10カ条

❶ 情報は"力"。あなたの療養を左右することがあります。活用しましょう。

いのち、生活の質、費用などに違いが
生じることもあります。

❷ あなたにとって、いま必要な情報は何か、考えてみましょう。

解決したいことは？ 知りたいことは？
悩みは？ メモに書き出して。

❸ あなたの情報を一番多く持つのは主治医。よく話してみましょう。

質問とメモの準備をして。
何度かに分けて相談するのもよいでしょう。

❹ 別の医師の意見を聞く「セカンドオピニオン」を活用しましょう。

他の治療法が選択肢となったり、
今の治療に納得することも。

❺ 医師以外の医療スタッフにも相談してみましょう。

看護師、ソーシャルワーカー、
薬剤師なども貴重な情報源です。

❻ がん拠点病院の相談支援センターなど、質問できる窓口を利用しましょう。

がん病院、患者団体などに、
あなたを助ける相談窓口があります。

❼ インターネットを活用しましょう。

わからないときは、家族や友人、
相談支援センターに頼みましょう。

❽ 手に入れた情報が本当に正しいかどうか、考えてみましょう。

信頼できる情報源か、
商品の売り込みでないか、
チェックして。

❾ 健康食品や補完代替医療は、利用する前によく考えましょう。

がんへの効果が証明されたものは、
ほぼ皆無。有害なものもあり要注意。

❿ 得られた情報をもとに行動する前に、周囲の意見を聞きましょう。

主治医は？ 家族は？ 患者仲間は？
あなたの判断の助けになります。

（国立がん研究センター がん対策情報センター）

メリット・デメリットがあります。〈49ページ「セカンドオピニオンのメリット・デメリット」参照〉

太田　病状によっては、早急に治療を始めたほうがいい場合もありますね。

原田　「セカンドオピニオン」を受けるには、現在の担当医にそのことを伝え、必要な資料を準備してもらいましょう。受ける病院に迷う時は、がん診療連携拠点病院などに設置されている相談支援センターに問い合わせることもできます。

西﨑　「セカンドオピニオン」を受けたら、必ず最初の担当医に報告した上で、これからの治療法について相談していただきたいと思います。

インフォームドコンセント

小泊　「インフォームドコンセント」という言葉もよく聞くのですが、どういう意味でしょうか？

西﨑　医療行為の目的や内容について、医療者が患者に十分に説明し、患者の同意を得ることをいいます。がんの治療は、医師の説明に患者が同意する「インフォームドコンセント」を経て、初めて行われます。

山内　内容を十分に理解できず、確認もできないまま、同意の署名をしてしまうことも少なくありません。自分が納得した上で、意思決定をしていくことが大事だと思います。

医療者と上手に対話するコツ

- 困ったこと、わからないことは素直に伝えましょう。
- 何度か対話を重ねていくうちに、信頼関係を築いていくことができるはずです。
- 診察のとき、信頼できる人に付き添ってもらい、知りたいことをしっかり聞きとる準備をしましょう。
- 担当医との面談のときには、聞きたいことを箇条書きにしたメモを持参しましょう。聞き漏らすことがなく、効率的に質問できます。
- 看護師やがん相談支援センターなどの協力を得ることも考えましょう。

担当医に聞いておきたいことの例

●診断

○何という、がんですか。

○診断はもう確定していますか、それとも疑いの段階ですか。

○がんはどこにあって、どの程度広がっていますか。

●今後の予定

○今後、追加の検査はありますか。

○何を、いつまでに、決めなければなりませんか。

●治療法

○私が受けられる治療には、どのようなものがありますか。

○どのような治療を勧めますか、ほかの治療法はありますか。

また、その治療を勧める理由を教えてください。

●社会生活

○今までどおりの生活を続けることはできますか。

○普段の生活や食事のことで気をつけることはありますか。

（国立がん研究センター がん対策情報センター）

全国に設置されている相談支援センター

小泊　相談支援センターについても、話がありましたが、どういう場所でしょうか？

太田　相談支援センターは、全国のがん診療連携拠点病院などに設置されている「がんの相談窓口」です。拠点病院で診療を受けていない方はもちろん、ご家族も含めて、どなたでも無料で利用することができます。

〈147ページ参照〉

山内　相談支援センターでは、がん専門相談員としての研修を受けたスタッフが、信頼できる情報に基づいて、がんの治療や療養生活全般の質問や相談に対応しています。

太田　医師に聞きづらいことも相談することで、何が理解できなかったのか、何が聞きたかったのか、話の内容を整理することができますね。

原田　心のケアや、生活支援・助成制度の紹介、家族への支援の相談なども行っていますので、ぜひご活用ください。〈51ページ「相談支援センターに相談できることの例」参照〉

医師・看護人・患者の三者が共に協力していく

小泊　仏教医学では、医師・看護人・患者の三者が共に協力し合い、学び合いながら、病気に対処することで、真の医療が確立されることを教えていますね。

インフォームドコンセント
（十分な説明と同意）

医療行為を受ける前に、医師・看護師から十分な説明を受け、内容について納得した上で同意すること。

セカンドオピニオン
（第2の意見）

診断や治療方法について、担当医以外の医師の意見を聞くこと。より納得のいく治療を選択することを目指す。

セカンドオピニオンのメリット・デメリット

治療への理解が深まるメリットがある一方、
がんの状態によっては、治療の遅れにつながる可能性もある。

メリット

1. 自分の考えを整理できる
2. 担当医の考えをより理解することができる
3. 納得した上で治療を受けられる

デメリット

1. 治療を開始する時期が遅れる
2. 自由診療となるため、費用がかかる
3. いろいろな病院をめぐって、混乱するケースもある

西崎　三者それぞれに、倫理性が要求されています。「医戒」には、慈悲の心を持って病人に接すること（大智度論）。「看護人戒」には、共に病人と話し、よく聞いていくこと（摩訶僧祇律）。「患者戒」には、精進、努力し、智慧を発揮すること（同）を求め、三者の協力を説いています。

原田　医療者との関係について、池田先生もこのように語られています。

「決して『医師が上、患者が下』ではない。治療という同じ目的に向かって協力し合うパートナーではないでしょうか」

「患者さんの方も、受け身ではいけない。疑問があれば積極的に質問し、十分に納得した上で治療を受ける心構えが必要でしょう。ある意味では、自分の体は自分で律し、守っていくしかないからです」と。

聡明な智慧を発揮して最善の治療を行う

小泊　仏教医学で興味深いのは、患者にも智慧を求めていることですね。

山内　「能く苦痛を忍び、精進にして慧ある」（同）と自身の病状を自ら察知する智慧が要求されています。情報を的確に知り、自ら考え、智慧を発揮すべきであるということですね。

太田　「『人生と健康』についての情報」を知り、「医療を議論する能力」を培っていくところに、「自らの健康を築く『カギ』が

相談支援センターに相談できることの例

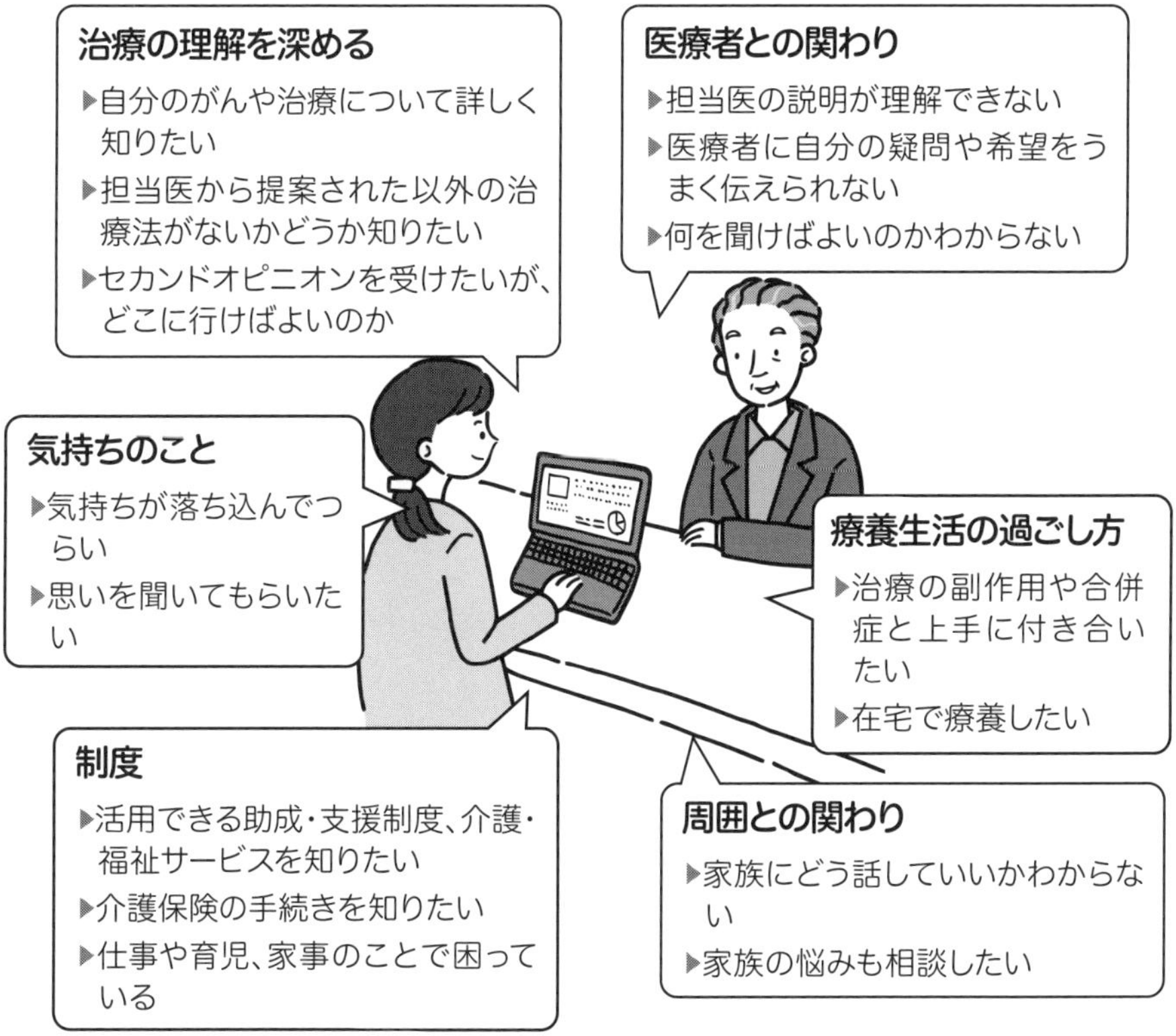

治療の理解を深める

- ▶自分のがんや治療について詳しく知りたい
- ▶担当医から提案された以外の治療法がないかどうか知りたい
- ▶セカンドオピニオンを受けたいが、どこに行けばよいのか

医療者との関わり

- ▶担当医の説明が理解できない
- ▶医療者に自分の疑問や希望をうまく伝えられない
- ▶何を聞けばよいのかわからない

気持ちのこと

- ▶気持ちが落ち込んでつらい
- ▶思いを聞いてもらいたい

療養生活の過ごし方

- ▶治療の副作用や合併症と上手に付き合いたい
- ▶在宅で療養したい

制度

- ▶活用できる助成・支援制度、介護・福祉サービスを知りたい
- ▶介護保険の手続きを知りたい
- ▶仕事や育児、家事のことで困っている

周囲との関わり

- ▶家族にどう話していいかわからない
- ▶家族の悩みも相談したい

（国立がん研究センター がん対策情報センター）

ある」と、池田先生も教えてくださっています。

山田　池田先生は、さらに、このようにも語られています。

「聡明な智慧の力によって、どれほど多くの人が、健康長寿を勝ち取っていかれることか。仏法は、人間の内面から智慧を薫発して、医学の知識や力を賢明に活用する」

「生命のリズムを整え、その本源の力を自他共に高めていく哲理が、仏法なのである」と。

小泊　「聡明な智慧」を発揮して、医師・看護人・患者の三者の協力で、最善の治療を行っていく。その大事な一歩を踏み出していきたいと思います。

仏法は智慧を薫発し、医学の知識や力を賢明に活用していく

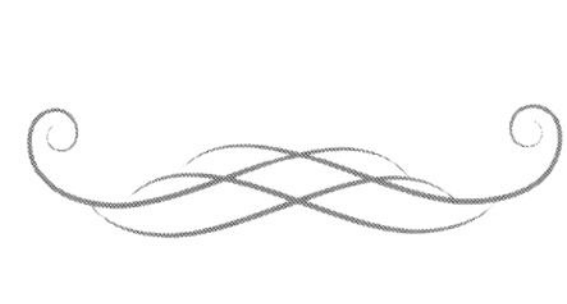

4　治療について㊦
病院選び・治療法・療養生活

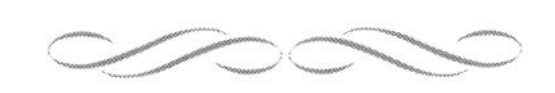

個別性の高いがん治療において、最適な治療を選択していくためにできることは何か。

医療上の基礎知識として、「病院選び」の参考、「診療ガイドライン」「標準治療」の意義、また、「三大治療」をはじめとする主な治療法、療養生活を支える仕組みなどについて紹介してもらいました。

出席者

小泊女性部教学部長

山田九州副ドクター部長
外科医（消化器･胃腸外科）

山内東京･中央区ドクター部長
外科医（消化器･胃腸外科）

西﨑四国副ドクター部長
外科医（消化器･肝胆膵外科）

原田愛媛総県ドクター部書記長
内科医（呼吸器･がん薬物療法）

太田ドクター部員
外科医（乳腺外科）

「病院選び」の参考

小泊　前回に引き続き、がん治療の基本的な理解のために、質問をして伺っていきたいと思います。
　治療を受ける本人だけでなく、家族や周囲にとっても、医療の現状や全体像を知る一助になればと思います。
　最初に、がん治療にあたって、「病院選び」をする時に、どのような点を参考にするといいでしょうか？

西﨑　個々の状況で異なりますが、たとえば、「通いやすさ」「治療実績」「医療の専門性」などが参考に挙げられるのではないでしょうか。

太田　長期間にわたって、定期的な通院が必要になるケースもあるため、自宅からの交通アクセスなど、「通いやすさ」は大切ですね。

山内　「治療実績」を見て、自分と同じ病気を診療した件数が多い病院を選ぶことも、一つの目安です。
　がん治療の手術件数や、がんの種類に関する統計などをホームページで公開している病院もあります。

山田　「医療の専門性」という点でいえば、がん治療を専門的に行っている症例豊富な病院を選択肢に入れるのも、大事なことですね。

原田　相談支援センターも設置されている

「がん診療連携拠点病院」なども病院選びの一つの選択肢です。
　全国どこでも質の高いがん医療を提供することができるよう、厚生労働省や都道府県が指定をしています。

太田　「がん情報サービス」では、がんの種類ごと、住んでいる地域ごとに、拠点病院や、その治療実績などを調べることもできますね。

山田　悩んだ時は、相談支援センターや担当医、また、かかりつけの医師などにも、ぜひご相談ください。〈下図「全国各地にあるがん診療の専門病院」参照〉

全国各地にあるがん診療の専門病院

全国どこでも質の高いがん医療を提供することができるよう、
各地にがん診療連携拠点病院などが指定されている

- ●国立がん研究センター
- ●都道府県がん診療連携拠点病院
- ●地域がん診療連携拠点病院
- ●地域がん診療病院
- ●特定領域がん診療連携拠点病院　など

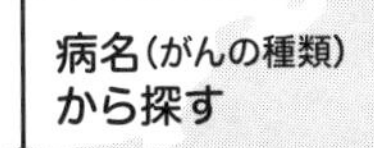
病名（がんの種類）から探す

がん診療連携拠点病院などを探す

近くのがん診療連携拠点病院などを探したい時は

がん情報サービス　https://ganjoho.jp

適切な治療方針を決めるための「ステージ（病期）」

小泊　がんの「ステージ」には、どのような意味があるのでしょうか？

山田　自分のがんの「ステージ」を知り、理解するのは、とてもつらいことですが、適切な治療方針を決め、治療の見通しを知っていく上で大切なことです。

　がんの治療を考える上で必要なのが、がんの状態を知ることです。そのための一つの指標が「ステージ」です。

小泊　どのように「ステージ」が決まるのでしょうか？

西﨑　分類の一例として「ＴＮＭ分類」があります。がんの種類に応じて、がんの大きさ（Ｔ）、リンパ節転移の程度（Ｎ）、遠隔転移の有無（Ｍ）などにより分類し、０期からⅣ期のステージを判定する方法です。

〈左ページ「がんのステージの目安」参照〉

山内　ステージなどをもとに、適切な診療上の判断を行うために、「診療ガイドライン」が設けられています。「診療ガイドライン」には、科学的根拠に基づいた信頼性の高い診療が記されています。

山田　最終的には、体調や年齢、また、患者の希望など、さまざまなことも考慮して、担当医と十分相談しながら治療法を決めていきます。

がんのステージの目安

TNM分類

- がんの大きさ　T因子
- リンパ節への転移　N因子
- 他の臓器への遠隔転移　M因子

3つの因子を検査した上で基準に従ってステージが決まる

がんの進行度は、がんの種類ごとに0期〜Ⅳ期まで、
5段階に大きく分けられる

例　大腸がんなどの場合

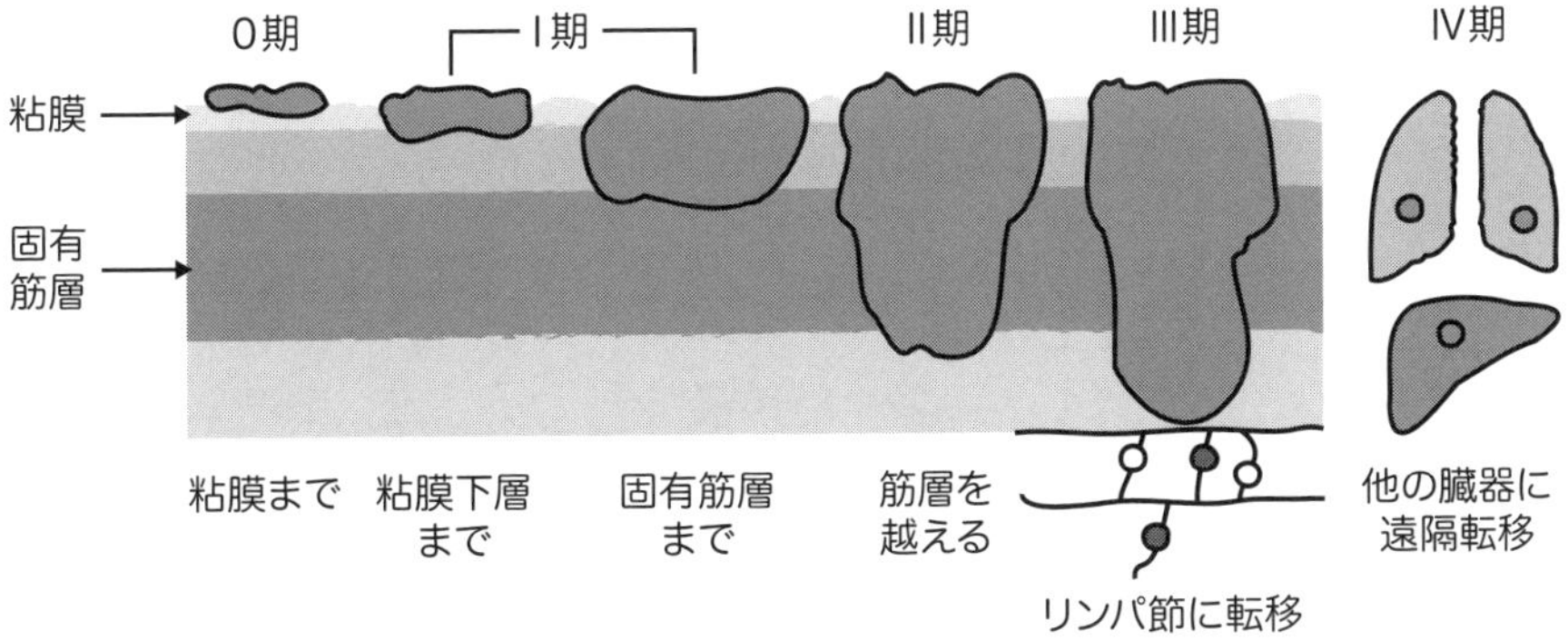

粘膜
固有筋層

0期　粘膜まで
Ⅰ期　粘膜下層まで／固有筋層まで
Ⅱ期　筋層を越える
Ⅲ期　リンパ節に転移
Ⅳ期　他の臓器に遠隔転移

「標準治療」は「最も有効な治療」

小泊　がん治療においては、「標準治療」がとても大事だと伺いました。

西﨑　「標準治療」とは、科学的根拠に基づいた観点で、現在利用できる「最良の治療」であることが示され、最も推奨される治療のことです。

山田　誤解されやすいのですが、「標準治療」は〝普通の治療〟〝並の治療〟ということではありません。「病状に合った最適な治療」「最も有効な治療」のことです。

山内　医療においては、必ずしも、「最先端の治療」が最も優れているとは限りません。効果や副作用などが臨床試験で評価され、それまでの「標準治療」より優れていることが証明され、推奨されれば、その治療が新たな「標準治療」となります。

太田　自分自身のがんの「標準治療」を知るためにも、「診療ガイドライン」は参考になりますね。最適な治療を担当医と相談して決めていくための参考資料として、ご活用ください。〈左ページ「参考サイト」参照〉

「三大治療」は手術・薬物療法・放射線治療

小泊　がんの治療法には、具体的にどのようなものがありますか？

西﨑　大きな柱に「手術（外科治療）」「薬

物療法（抗がん剤治療など）」「放射線治療」の三つがあります。

〈1〉手術（外科治療）

山田　「手術」は、腫瘍や臓器の悪いところを取り除くことを目的にしています。手術する部位を直接目で見て取り除く方法（開腹手術・開胸手術など）、手術する部位を腹腔鏡や胸腔鏡で見ながら取り除く方法（腹腔鏡手術・ロボット支援手術など）等があります。

〈2〉薬物療法

原田　「薬物療法」は、がんを治すこと、がんの進行を抑えること、また、がんによ

標準治療

科学的根拠に基づいた観点で、現在利用できる最良の治療であることが示され、ある状態の一般的な患者に行われることが推奨される治療

診療ガイドライン

系統的に収集して整理した診療に関する情報や検討結果を、参照しやすい形にまとめたもの。ある状態の一般的な患者を想定して、適切に診療上の意思決定を行えるように支援することを目的としている

参考サイト

がん情報サービス
各種がんの冊子 PDF

Minds（マインズ）
ガイドラインライブラリ
https://minds.jcqhc.or.jp

日本癌治療学会
がん診療ガイドライン
http://www.jsco-cpg.jp

る身体症状を緩和することなどを目的として行います。従来からある「抗がん剤治療」に加えて、「内分泌療法（ホルモン療法）」「分子標的療法」「免疫療法」などの新しい治療法が登場しています。

〈3〉放射線治療

西﨑　「放射線治療」は、放射線をあてて、がん細胞を攻撃する療法です。放射線は自然界にも存在するものですが、医療においては人工的に、ある種の放射線をつくり出して、診断や治療に利用します。

集学的治療

山内　がんの種類や進行度によっては、「三大治療」を単独、あるいは組み合わせて行い、治療によるメリットと副作用によるデメリットのバランスを見て選択されます。

より高い治療効果を目指して、組み合わせて治療することを「集学的治療」といいます。その際には、「支持療法」や「緩和ケア」、療養生活に欠かせない「栄養サポート」なども行われます。

支持療法

山田　「支持療法」とは、がんそのものによる症状や、がん治療に伴う副作用・合併症・後遺症の予防、治療、ケアのことを指します。

療養生活の質の向上や、これまでの生活

がんの三大治療

がんの治療法は大きく三つあり、単独あるいは組み合わせて行われる。
治療によるメリットと副作用によるデメリットのバランスを見て選択される

手術（外科治療）
がん細胞や周囲の組織、臓器などを切除していく治療法

薬物療法
薬物（抗がん剤など）の投与により、がん細胞を攻撃する治療法

放射線治療
がんの病巣部に放射線をあてて、がん細胞を攻撃する治療法

集学的治療

手術
放射線治療
薬物療法

＋

支持療法
緩和ケア
※栄養サポート

がん情報サービス　**診断と治療**　主ながんの治療法など

（仕事や育児、家事など）と治療を無理なく両立できるようにサポートします。

緩和ケア

原田　「緩和ケア」とは、生活の質（クオリティー・オブ・ライフ）を維持するために、がんに伴う体と心のさまざまな苦痛に対する症状を和らげ、自分らしく過ごせるようにする治療法です。

山内　「緩和ケア」を「終末期医療」と混同し、敬遠される方もいますが、前向きにがん治療と向き合えるようにするための大事なサポートです。

西﨑　がんと診断された早い時期から、身体的・精神的・社会的な苦痛を和らげる医療やケアを積極的に行うことで、患者・家族の療養生活の質をより良くすることができます。

栄養サポート

太田　がんによって食事が十分に取れない場合や、治療の影響で一時的に食事の量が減る場合がありますが、心配せず、食べられるものから摂取し、遠慮なく栄養相談や看護相談もご利用ください。

　医師・看護師・管理栄養士・薬剤師などによる栄養サポートチームが関わり、治療前から食事・栄養管理の支援を行うことも多くなっています。

原田　がんの治療法の詳細や最新の情報は、

「がん情報サービス」などでも紹介されていますので、ぜひご覧いただければと思います。〈61ページ「がん情報サービス　診断と治療」のサイトを参照〉

〝補完代替療法〟（民間療法）については必ず相談を

小泊　いわゆる〝民間療法〟と呼ばれる〝補完代替療法〟には注意したほうがいいと伺いました。

太田　〝補完代替療法〟には、食事療法、健康食品、健康器具、サプリメントなど、さまざまありますが、科学的な根拠は確立されておらず、「標準治療」とはみなされていないものです。

山田　〝補完代替療法〟を検討する時は、必ず担当医や医療スタッフに相談し、自分にとって本当に必要なものか、慎重になる必要があります。〝補完代替療法〟は、がんそのものに対する効果が証明されていません。

原田　がんの治療に最も効果があると証明されている「標準治療」の代わりになるものではありません。

病院の治療を中断して、〝補完代替療法〟だけに頼るのは危険です。

太田　食事のことや気分転換もかねたマッサージなどについて、不安に思う方は、遠慮なく担当医や相談支援センター等にご相談ください。

西崎　中には、とても高額なものや、がんの治療に悪影響を及ぼすものも含まれている可能性があります。周囲の人も、患者本人のためと思っても、勧める前に冷静になって科学的根拠や安全性を確かめましょう。

療養生活を支える仕組みとヒント

小泊　病院や治療法を選ぶのと同じように、治療後に、どのような療養生活を過ごすかも大切ですね。

西崎　療養生活を支える仕組みなどはたくさんあります。がんの治療前でも、治療後でも、療養生活の間でも、活用できる施設や制度などを紹介します。〈左ページ「療養生活を支えてくれる人や仕組みの例」参照〉

太田　がん情報サービスの「地域のがん情報」でも、「地域の療養情報」を確認できますね。

山内　医療機関や行政によるサポートなどを含め、さまざまな形で地域に密着したがん対策が行われています。地域で活用できる情報を集めておくことは大きな支えになります。

山田　療養生活を送る際の体調管理のポイントや注意することについても紹介します。治療や療養生活を経て、自分らしく、健康を勝ち取っていかれることを心から願っています。〈左ページ「療養生活のためのヒント」参照〉

療養生活を支えてくれる人や仕組みの例

場所
- がん診療連携拠点病院などのがん相談支援センター
- 診療所
- 訪問看護ステーション　など

制度
- 社会保障制度
- 医療保険制度
- 高額療養費制度
- 介護保険制度
- 傷病手当金　など

情報
- がん情報サービス
- インターネット
- パンフレットや冊子
- テレビ
- 新聞や雑誌　など

人
- 家族
- 友人
- 職場関係者
- 患者会
- 自助グループ
- 地域の人々やボランティア　など

専門家
- 医師
- 看護師
- 薬剤師
- 理学療法士
- 作業療法士
- 言語聴覚士
- 栄養士
- 心理士
- ソーシャルワーカー
- 歯科医　など

がん情報サービス　地域のがん情報

各都道府県が提供している
ホームページや冊子

療養生活のためのヒント

体調管理のポイント
- 規則正しい生活
- 適度な水分摂取
- 適度な運動
- 禁煙
- 気分転換とストレス発散
- 身体的な苦痛を取り除く
- バランスの取れた食事
- 十分な休養と睡眠
- 感染予防（手洗い・うがいなど）
- リラックス法（深呼吸など）
- 悩みや不安の原因を取り除く
- 定期的な検査

⚠ こんなときは担当医に相談しましょう

- 休養や十分な睡眠を取っても疲れやだるさが続く
- むくみが強くなり、尿の量が減る
- 熱が急に出た、熱が続く
- 吐き気が強く、食欲がない
- 下痢や便秘がひどい
- その他（特に気をつけることはないか、担当医に確認してみましょう）
- 眠れない、眠りが浅い
- 息苦しい症状が続く
- 痛みが強い
- 精神的な悩みや不安が強い

（国立がん研究センター がん対策情報センター）

「最高の治療」を生かすのが唱題

小泊　御聖訓に、「病の起こりを知らざる人の病を治せば、いよいよ病は倍増すべし」（新1241ページ・全921ページ）と仰せです。

病に立ち向かう上で、勝手な判断で進めるのではなく、担当医や医療スタッフなど、病状を理解している人に、しっかり相談していくことがとても大事ですね。

山内　池田先生は、このように語られています。

「病院にかかることは、信心の厚薄とは、まったく無関係です」「病気を治すのは医師の仕事です。信心は、病気を治す自身の生命力を強める。この関係を混同してはならない」と。

原田　「信心しているのだから何とかなるだろう」「たいしたことない」と考えるのは、「誤った信心の捉え方」であり、「自身の体への軽視」であることも教えられています。

病気を恐れることはありません。しかし、侮ってもいけません。迅速に具体的な治療に励むことが大切ですね。

西﨑　「いそぎいそぎ御対治あるべし」（新1308ページ・全986ページ）との御聖訓を通し、池田先生はこのように教えてくださっています。

「一日の生命の尊さがわかれば、治療を躊躇する理由はありません。治療を受けることをためらったために後悔することがあっては絶対になりません。『早く治療しなさい』と、大聖人が仰せであられる。仏法は、どこまでも道理なのです」と。

太田　「いそぎいそぎ」との仰せに、「一日も早く健康に！」「宿命転換のチャンスを逃すな！」との深い御慈愛が込められていますね。

山田　池田先生はこのようにも語られています。

「『病魔』『死魔』を打ち破る根本の力が、妙法です」「大事なのは、『戦う心』と『最高の治療』、そして『生命力』です。なかんずく、心を強めるのも、最高の治療を生かしていくのも、生命力をわきたたせるのも、唱題が根幹です」

大事なのは「戦う心」「最高の治療」「生命力」
治療が最高の効果を発揮していくよう、
病魔を打ち破っていくよう、祈り切る

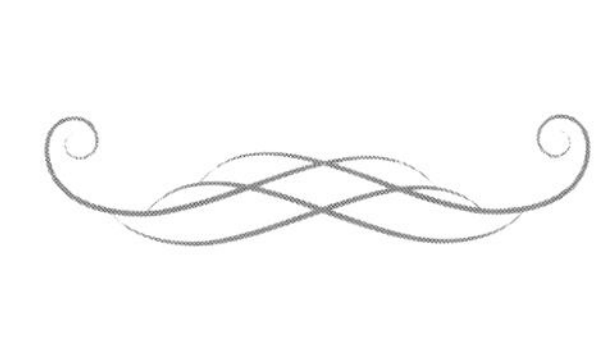

小泊　さらに、「今、受けている治療が最高の効果を発揮していくよう、全身に仏の大生命力を現して病魔を打ち破っていくよう、祈り抜き、祈り切ることです。信心を根本に戦っていくならば、必ず一切を変毒為薬できます」とも池田先生は教えてくださっています。

あらゆる病苦を打開する根源の力が「妙法」にはある——こう確信し、「最高の治療」と「最高の信心」で健康を勝ち取っていきたいと思います。

5 がんとの向き合い方㊤

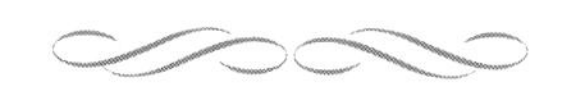

生涯(しょうがい)のうち、日本人の２人に１人が、がんになる時代。多くの人が、がんとの闘病(とうびょう)を通して、「生死(しょうじ)」と向き合った経験を語っています。

がんに直面した時、いかに向き合っていくのか。確かな「生命観(かん)」「生死観」を持つ重要性、「緩和(かんわ)ケア」への理解などについて、それぞれのエピソードを交(まじ)えながら、語ってもらいました。

出席者

原田教学部長　　小泊(こどまり)女性部教学部長

磯部ドクター部長　　石川ドクター部女性部長

庄司ドクター部書記長　　齋藤白樺会委員長

「今、生きているという、その不思議さを大切に」

原田　本年（2022年）、教学部・ドクター部・白樺会が新体制となり、今回から、このメンバーで座談会を行います。「仏法の眼」「医学の眼」から光を当て、「生命の世紀」「健康の世紀」を開く語らいにしていきましょう。

一同　よろしくお願いします。

原田　庄司書記長は、がん患者の方々の診療に携わられていますね。創価高校時代の池田先生の言葉が大きな原点になっていると伺いました。

庄司　〝生とは何か、死とは何か〟〝いつか死んでしまうのなら、何をしても仕方ないのではないか〟――そう思い、何も手につかなくなるほど悩んでいた時、池田先生が語られた言葉が、今も耳朶から離れません。

「100年後には、今、生きている人は皆、死んでしまう。今、生きているという、その不思議さを大切にしなさい」

――感動が電流のように走りました。一日一日を全力で生き抜き、そして、生命を大切にできる医師になろうと誓いました。

小泊　素晴らしい原点ですね。人間として生まれることが、いかに尊いか。御聖訓にも、「人身は受けがたし、爪の上の土。人身は持ちがたし、草の上の露」（新1596ページ・全1173ページ）と仰せですね。

石川　私自身も、がんを経験したことで、「今」という一瞬を大事にすることを心掛けています。

「人間は、永遠性を知ることによって、自身の境涯を限りなく広げ、深めゆくことができます。『三世常住』の妙法を唱え行ずる中で、現在というこの一瞬の尊さを生命で実感できます。『今』というかけがえのない時を、永遠を開く財宝にすることができます」――池田先生の言葉が胸に迫ります。

原田　「病」であったとしても、必ず「死」につながるとは限りません。反対に、「病」の有無に限らず、誰もが最後は「死」に直面します。限られた「生」を自覚するからこそ、「今」この時を悔いなく生きていく。「生死」を超えて、揺るぎない境地を築いていく――その大切さを池田先生は教えてくださっていますね。

揺るぎない「生命観」「生死観」が現実の「生」を充実させる基盤

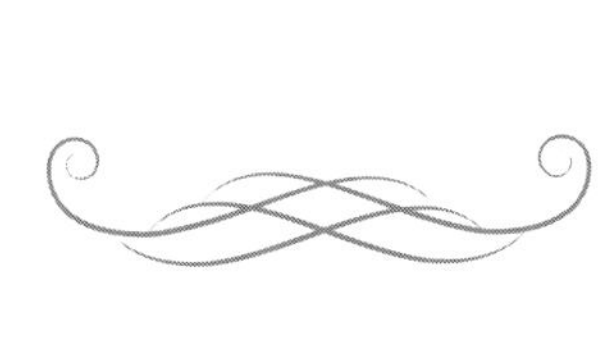

「揺れ動く心」を少しでも受け止めていく

小泊　磯部ドクター部長は、がん患者の方々の診療、また、「終末期医療」（ターミナルケア）にも携わられていたそうですね。

磯部　大学病院の口腔外科で臨床に従事した十数年間、口腔がん（口の中に生じるがん）の診療に携わりました。

　苦境を越えて、社会復帰を果たしていく患者さんと接する中で、いかに「生命力」が大切であるかということを実感してきました。

「終末期医療」に携わった時期には、〝苦しみ〟に少しでも寄り添い、和らげることができるようにと願い、尽くしてきました。何度も病棟を訪ね、少しでもそばに寄り添う。そして、声にならない〝心の声〟に真摯に耳を傾ける。お題目を送り続けながら、そのことに徹してきました。

齋藤　命懸けで闘病される方に、親身に寄り添い、誠実に話を聴いていく。そのことが、本当に大事だと私も実感しています。

　時には、掛ける言葉すら見つからないこともあります。それでも、「揺れ動く心」を少しでも受け止めることで、ご本人やご家族が、前に進めるきっかけになればと願っています。

　どこまでも「一人を大切に」され、真心からの励ましを送ってくださる池田先生の思いを胸に、日々、境涯革命をしながら挑んでいます。

患者さんやご家族に寄り添う覚悟、命を受け止める覚悟が求められます。そのためにも、確かな「生命観」「生死観」が必要なのだと感じています。

がんと言われた時から始まる「緩和ケア」

小泊　私自身も、がんを経験しましたが、体や治療のことだけではなく、将来への不安、家族への思いなど、いろんなつらさを経験しますね。

がんと向き合っていくためにも、さまざまなケアが大切だと感じます。

〝苦しみ〟に少しでも寄り添っていく
〝心の声〟に真摯に耳を傾けていく

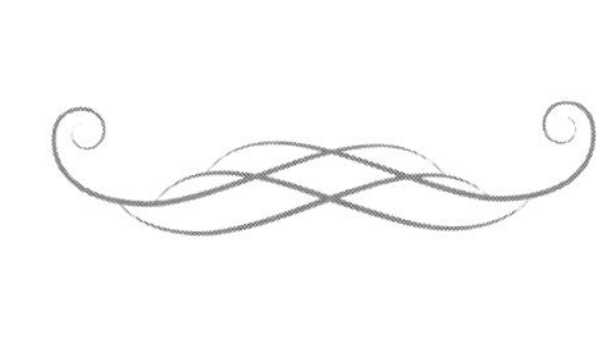

齋藤　がんの相談で多いのは、症状・副作用・後遺症などの「体の問題」とともに、不安などの「心の問題」といわれています。「体」と「心」はつながっていると実感しています。〈左ページ「がんに伴う心と体のつらさの例」参照〉

庄司　告知など、大きな精神的ストレスが加わった場合でも、通常であれば、ゆっくりと回復へ向かう傾向が見られ、2週間ほどで日常生活が送れる状態にまで戻るといわれています。しかし、なかなか抑うつ状態から回復できない場合もあります。

　日常生活にも支障が続く場合は、適応障害やうつ病の心配もあります。誰でもなりえることで、担当医や専門家に相談することも大切です。〈左ページ「ストレスへの心の反応」参照〉

石川　がんに伴う心と体のつらさを和らげ、生活の質を改善するための治療やサポートが「緩和ケア」です。

「緩和ケア」と聞くと、「終末期医療」と混同し、終末期に行う治療を思い浮かべる方も多いかもしれませんが、実際には異なりますね。

齋藤　「緩和ケア」は、がんと診断された時から直面する精神的なつらさ、治療に伴う痛み、仕事や経済的な負担に対する不安などを和らげるため、がんの状態や時期に関係なく、治療と同時に行われるものです。また、患者さんご本人だけでなく、ご家族

がんに伴う心と体のつらさの例

治療によって生じること
- しびれる
- 食べられない
- 外見が変わる

気持ちのこと
- 不安で眠れない
- 何もやる気が起きない

社会的なこと
- 働きたいけど、働けない
- 子どもの世話ができない

人生に関すること
- 生きる意味
- 将来への不安
- 家族に迷惑をかけたくない

体のこと
- 痛い
- 息苦しい
- だるい

ストレスへの心の反応

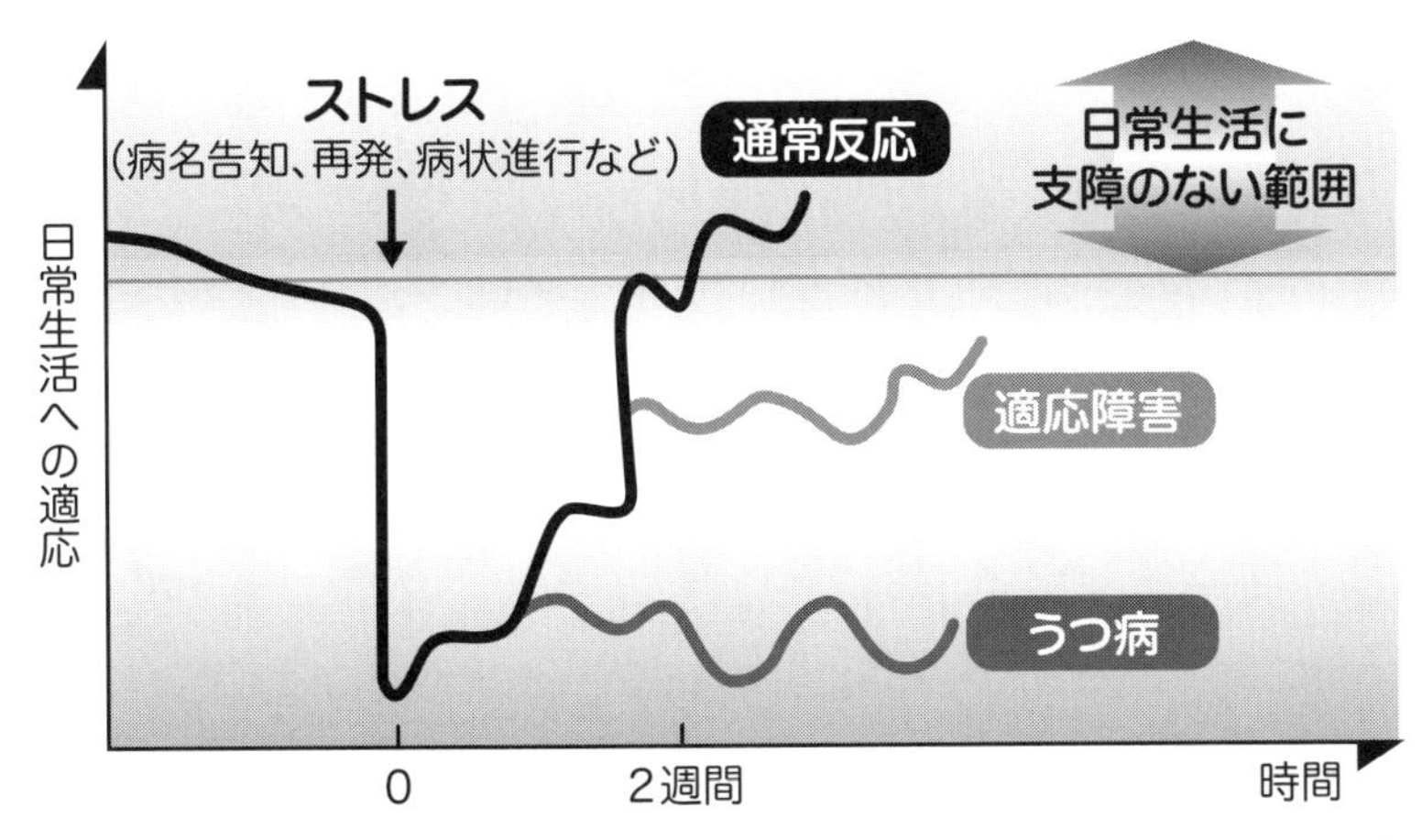

(国立がん研究センター がん対策情報センター)

のためにも行われます。

磯部　一方、「終末期医療」は、がんに対する積極的な治療が困難な状況で、肉体的・精神的な苦痛などを緩和することに焦点を置き、充実した時を送るためのものです。「終末期医療」においては「緩和ケア」を続けることで、積極的な治療をしなくても苦痛を緩和し、「今」という時間を大切に生きていくことができます。

齋藤　「緩和ケア」に実際に携わる白樺会のメンバーも、早い段階で「緩和ケア」を始めていくことが、より良い療養生活につながっていくと語っていました。痛みや不安は、人それぞれです。一人で抱え込まないように、さまざまな職種がチームとなって、患者さんやご家族を支えています。本来の「緩和ケア」の役割が理解され、浸透していくことが大事ですね。

三つの側面から人間の苦悩を分析

磯部　仏法では、人間の苦悩を「苦苦」「壊苦」「行苦」という三つの側面から分析しています。

「苦苦」は肉体的・生理的苦痛。「壊苦」は精神的・心理的苦痛。そして、「行苦」は実存的・宗教的苦痛です。

「病」や「死」に直面する時、この三つの苦悩が凝縮して襲いかかってくるといわれています。

石川　「苦苦」「壊苦」は、現代の医療の発展、また家族の協力や医療体制、社会福祉などによって、少しずつ和らげることができるようになっていると思います。

しかし、「行苦」という根源的な苦しみを乗り越えるには、〝永遠なるもの〟に根差した「生死観」の体得が求められると池田先生は教えられています。

原田　池田先生は、こうも語られています。

「行苦に関するものとして、私は、その人が生涯にわたって培ってきた生死観、人生観があり、また、哲学や宗教が重大な貢献をなすことができると考えております」と。

「生死観」を確立していく時、三つの苦悩からくる絶望や悲しみを乗り越え、安穏と充実へと変えていくことができるのだと確信いたします。

病魔と闘い抜く「生」を全うしていく

原田　「生死観」の重要性を思う時、がんと闘われた、ある壮年の姿を思い起こします。

その方は、50代の時、進行期のすい臓がんと診断されました。担当医から、「良くて1年、まれに2年」と宣告され、奥さまは頭が真っ白になり、涙があふれたそうです。しかし、ご本人は毅然として、闘病の決意をされていました。

通院しながら、抗がん剤治療を何十回と続け、仕事へ。学会活動にも一歩も引かず、挑まれていました。「同志の励ましがあるからこそ病気と闘える。ありがたいね」「この病は僕の宿命なんだよ。おかげで、本気の題目があがるよ」――そう語られていました。

小泊　人知れない苦悩や葛藤があったかもしれません。それでも、「病」や「死」の恐怖にも揺るがない信心を貫く。「宿命」を「使命」に変えていく。決して容易なことではありませんね。

原田　強い生命力で闘い続けて2年。亡くなる直前まで、「生きるんだ」との強い意志を持ち続けられました。どんな時も、変わらない笑顔で接してくれた姿が、今も忘れられません。

「ありがとう」――そう奥さまに告げて、ゆっくり目を閉じられ、苦しむことなく、安祥として霊山に旅立たれました。その「生」の軌跡は、ご家族、そして多くの同志の心に、深く刻まれています。

「病と闘い抜く姿を見せてくれたから、私たち家族も信心を疑うことなく進んでくることができました」と、奥さまも当時の思いを語られていました。

石川　最期まで病魔に屈することなく、「感謝の心」に満ちて、「生」を全うされていく――本当に晴れやかで荘厳な旅立ちですね。

原田　「一日もいきておわせば功徳つもるべし」（新1309ページ・全986ページ）と御

聖訓に仰せです。「『一日生きる』ことは、それ自体、何ものにも代え難い『光』であり、『価値』であり、『生命の歓喜の讃歌』です」――池田先生が教えてくださっている通りの尊貴な姿でした。

トインビー博士の大乗仏教への期待

原田　今から半世紀前、池田先生とトインビー博士が、現代社会の諸問題について語り合われた中で、大きなテーマとなったのも、「生死」の問題でした。

庄司　トインビー博士はこのように語っていますね。

「社会の指導者たちは、生死の問題を真正面から解決しようとせず、すべて避けてとおっている。ゆえに、社会と世界の未来の根本的解決法は見いだせない」「私はこの

「一日生きる」ことは、何ものにも代え難い

「光」「価値」「生命の歓喜の讃歌」

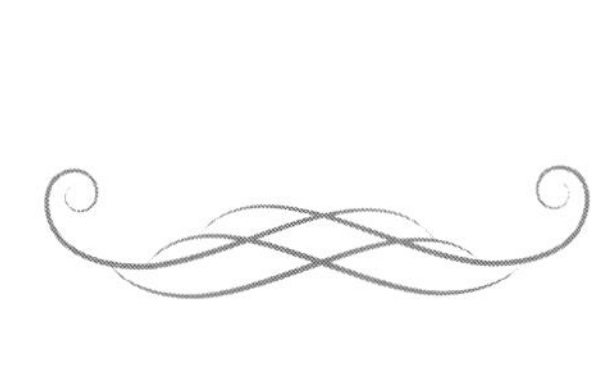

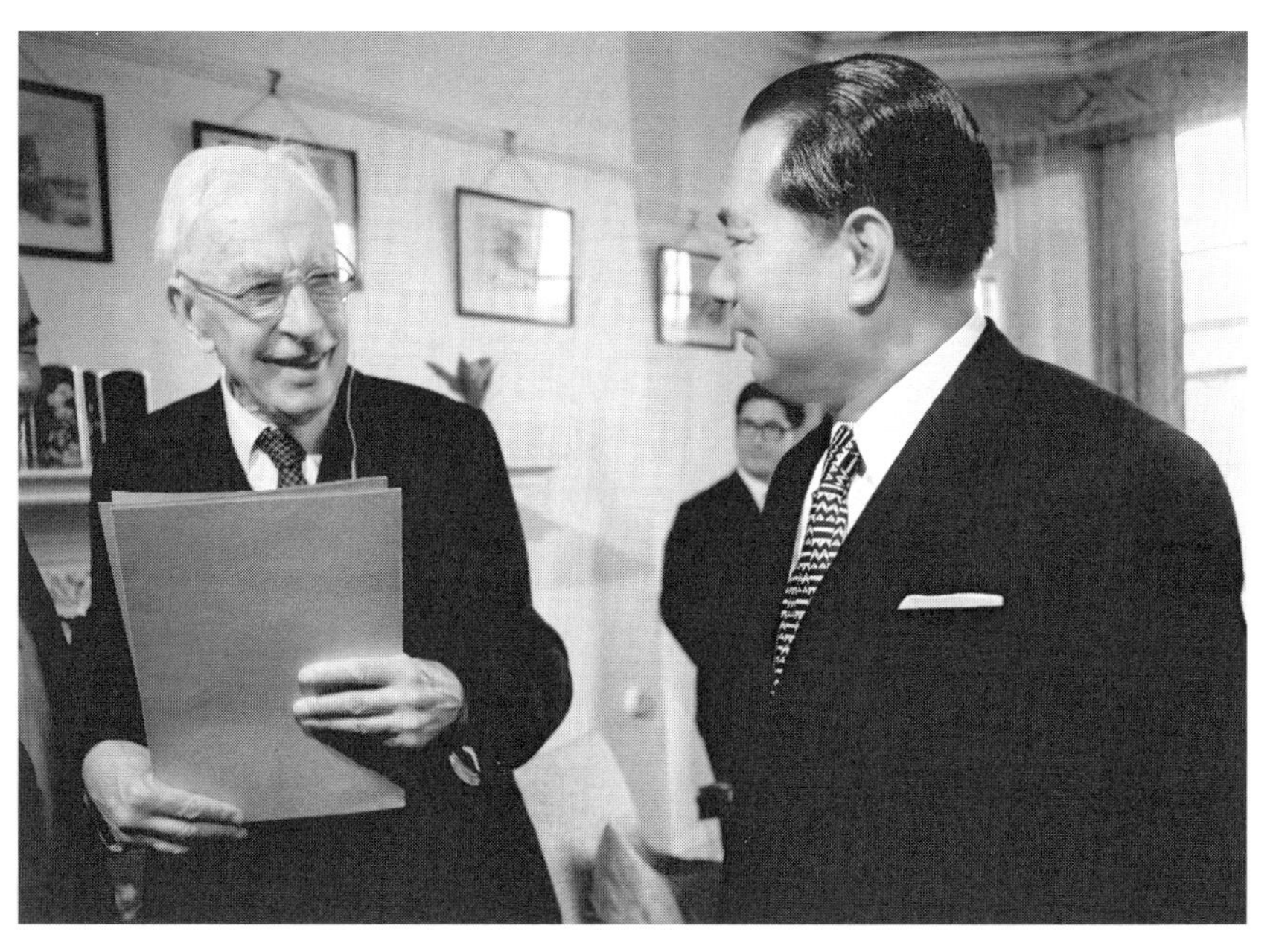

池田先生とトインビー博士との語らい。2年にわたる対話は、仏法の「生命論」が本格的に世界へと開かれていく序章となった（1973年5月、イギリス）　©Seikyo Shimbun

道を高等宗教、なかんずく大乗仏教に求めてきた」

石川　大乗仏教の真髄である「生死観」に、根本課題を克服する道を求め、期待されていたのですね。

磯部　池田先生は語られています。

「仏法の眼で見れば、今世の生の終わり（死）は、次の生への出発であり、『生命』の大いなる物語は、新たな生死また生死のドラマを重ねながら続いていくのです」

「『いかなる生死観を持つか』が、その人の人生に決定的な影響を与えます。ゆえに、『生命は永遠なり』という生死観を多くの人々が共有していくならば、人間の文明はどれほど、その姿を変えることでしょうか」

原田　さらに、池田先生はこのように呼び掛けられています。

「『生死不二の生命観』『三世永遠の生命観』こそ、現実の生を最高に充実させゆく基盤となります。私たちの広宣流布の大民衆運動は、この揺るぎない生死観をもって、一人ひとりの人生はもちろん、人類の運命をも『悲嘆から大歓喜へ』と、底流から着実に変えていくのです」

仏法の揺るぎない「生命観」「生死観」を培いながら、時代精神に高める挑戦を続けていきたいと思います。

「広宣流布の大民衆運動は
一人ひとりの人生、人類の運命をも
『悲嘆から大歓喜へ』変えていく」

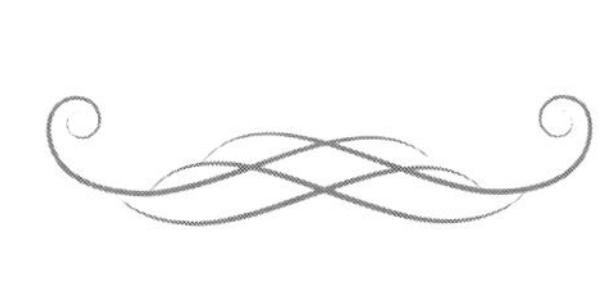

6　がんとの向き合い方㊥

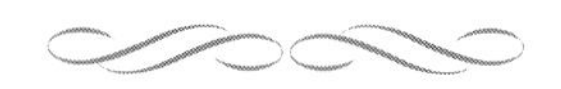

がんとの闘病には、さまざまな苦悩や葛藤を伴います。前向きな心でがんと向き合っていくためには、医療だけでなく、家族や友人など、周囲の支えが欠かせません。

苦難の真っただ中にいる闘病中の友を支え、勇気と希望を送っていくためにできることは何か。池田先生の指導や体験談などを通して、語り合ってもらいました。

出席者

原田教学部長	小泊女性部教学部長
磯部ドクター部長	石川ドクター部女性部長
庄司ドクター部書記長	齋藤白樺会委員長

「地涌の無窮の生命力を自他共に現していく」

齋藤　「大白蓮華」（2022年9月号）で池田先生は、「『健康革命』の力を地球民族に」と題して、巻頭言を掲載してくださいました。病と闘う方々に感動と決意が広がっています。

磯部　「病に因って力を説く」（新1359ページ・全1009ページ）。

　この御書を通して池田先生は、自らの若き日の闘病を振り返り、「苦しい病にも深い意味がある。断じて負けず、断じて勝ち越えて、妙法の偉大な功力を示し、地涌の無窮の生命力を自他共に現すための試練なのだ」と呼び掛けられました。

原田　さらに池田先生は、「人の力をませば我がちからまさり、人のいのちをのぶれば我がいのちののぶなり」（新2150ページ※新規収録）との御書を通し、こう綴られました。

「我ら創価家族は、妙法の大良薬を掲げ、慈悲の振る舞いを広げて、地球民族に『健康革命』の力を漲らせゆくのだ」と。私たちは今いる場所で、「健康革命」の主体者となって、立ち上がっていきたいと思います。

「悠々と健康を取り戻して、また、はつらつと広宣流布に」

石川　「いかなる病魔にも、共に祈り、互いに励まし合って立ち向かっていくのが、創価の宝友である」と、池田先生が巻頭言で呼び掛けてくださっている通り、学会の同志の存在は本当にありがたいですね。

小泊　私自身、がんと告げられた時、何人か信頼できる学会の先輩に打ち明けて、アドバイスや激励を受けました。当時、私は総県の中心者を務めていました。先輩は、「お互いさまなんだから」と言って支えてくれ、中心者の代行も務めてくれました。

そのおかげで、しっかり、がんの治療に専念して、完治することができました。その後、新たな立場でリーダーとして復帰し、今もこうして戦わせていただいています。

石川　私も、がんの治療のために、入院せざるを得なくなった時、学会活動だけでなく、仕事の面でも、たくさんの方々に支えていただきました。

病と闘う友の「安心の伴走者」に
今いる場所から「健康革命」を

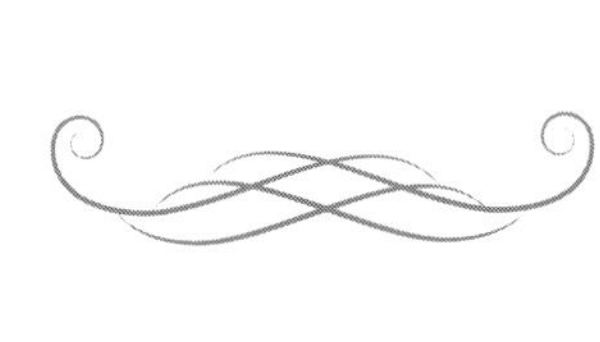

そのおかげで治療に専念して、すぐに仕事に復帰することもできました。

小泊 〝病気になったことで、周囲に迷惑をかけるのでは〟と思ってしまいがちですが、決してそうではないと思います。大変な時こそ、支え合っていくことが大切なのだと思います。

原田 池田先生は、がんと闘うリーダーに思いを馳せながら、「病への考え方」について、このように真情を述べられていますね。

「長い間、頑張り抜いてくれれば、疲労がたまったり、病気になったりすることも当然あるよ。そもそも仏法では、生老病死は避けることができないと説いているんだもの。

だから〝病気になったのは信心が弱かったからだ。幹部なのに申し訳ない〟などと考える必要はない。そう思わせてもいけません。

みんなで温かく包み、『これまで走り抜いてきたのだから、ゆっくり療養してください。元気になったら、また一緒に活動しましょう』と、励ましてあげることです」

磯部 また、池田先生は、このようにも語られています。

「病気の時には、絶対に焦ったり、油断をしてはならない。休むべき時は、断じて無理をしてはなりません。そして、悠々と健康を取り戻して、また、はつらつと広宣流布に邁進していけばいいのです」

「病気も、生命のありのままの姿です。病苦それ自体は自然の摂理です。ゆえに病気になること自体、何ら恥ずかしいことでもないし、まして人生の敗北などでは断じてありません」

家族は「第2の患者」じっくり話を聴いていく

庄司　患者さん本人だけでなく、ご家族は「第2の患者」ともいわれます。本人を支えるためにも、ご家族が自分自身の心と体、生活を大切にすることも必要ですね。

石川　ご家族は、「本人は、もっとつらいから」と気持ちを我慢してしまうことも少な

いかなる病魔にも屈しない――
共に祈り、互いに励まし合い、
立ち向かっていくのが、創価の宝友

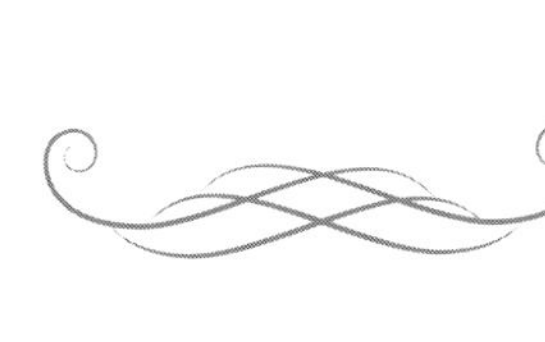

くありません。ご家族が抱え込まず、周囲のサポートを得られるように、さりげない声掛けをしていくことも大切だと思います。

齋藤　闘病中の方やご家族から相談を受けた時、じっくりと話を聴くことを心掛けています。

何が不安で、何に迷われているのか、何を大切にしていきたいのか。その方の緊張と不安が少しでも和らぐように祈りながら、時には、眠れているか、食事を取れているか等、具体的に伺うようにしています。その中で、ご自身が悩みを整理し、気持ちの負担を軽くすることにもつながると感じます。

庄司　私も、まず相手の話を聴き、気持ちや希望を理解してから、自分の話をするように心掛けています。相談する方は、必ずしも、アドバイスや情報がほしいというわけではなく、話を聴いてくれる存在を求めていることもありますね。

齋藤　池田先生は、「その人に会うと、安心して息ができる、息を詰めなくていい、ホッとできる。そんな人が、ひとりでもいれば――苦しくても、生きていける」と語られています。

〝こちらが何かを言わなくては〟と思わずに、本人やご家族の気持ちに、一緒に寄り添っていくことが大切なのだと思います。

広布に戦う功徳は家族に伝わっていく

小泊　池田先生はこのようにも激励をされています。

「長年、信心してきたのに、なぜ自分が病気になるのか、なぜ家族の介護が必要になるのか、などと、思い歎く必要は全くない。一切が『転重軽受』であり、『変毒為薬』できる。一つ一つ力を合わせ、信心で勝ち越えていく中で、家族が共に仏になる道が深く大きく開かれるのだ」

「大切なことは、まず自分が、しっかりと家族の健康を祈っていくことだ。必ず病気を治すのだと決めて、本気で祈ることだ。自分が死にものぐるいで祈る。必死になって広布へ戦う。その功徳は全部、親に通じていく。家族に伝わっていく。どこまでも強く、強く進むのだ」

石川　「入院中や闘病中は、勤行・唱題することが難しいことが少なくありません。また、声を出せず胸中で唱題する場合もあるでしょう。しかし、家族や同志の師子吼の題目は、必ず届きます」とも池田先生は語られています。私自身、闘病中に家族や同志の祈りが届いているのを実感して、胸が熱くなりました。

原田　私たちの信仰は、一番、苦労した人が、一番、幸せになることができる「希望の大哲学」です。一遍の題目にも、宇宙を動かしゆく力が厳然とある。その波動は、大切な家族や友人にも、必ず届いていくことを、池田先生は教えてくださっています。

一人一人にあった励ましを
プライバシーも尊重していく

小泊　また、あらためて確認したいことは、闘病中の方やご家族が、信頼して相談してくれた病気のことを、不用意に他言しないことですね。仮に、他の人に伝える時は、必ず本人に了承を得ることが前提です。

石川　たとえ、良かれと思ったとしても、相談の内容を他の人と勝手に共有してしまうことは、避けなければいけません。そのことで、本人もご家族もショックを受けて、結果的に相談できなくなってしまうこともあります。

小泊　闘病中の方を支えていくためにも、相談を受けた人が、他の人と共有する必要が生じるかもしれません。その時は、しっかり本人に了承を得ることを心掛けたいと思います。たとえば、「この人にだけは、相談してもいいですか？」など、伝える範囲を決めて配慮していくことが必要ですね。

磯部　池田先生は、このように語られています。

「誰にもプライバシーがあります。いかに親しい間柄であっても、プライバシーは最大に尊重していかなければならないし、個人についての情報が漏れるようなことがあってはならない。幹部には守秘義務がある。それを、順守していくのは当然です」

本人やご家族の気持ちにしっかり寄り添いながら、重々、気をつけていきたいと思います。

原田　一人一人、世代や状況などによって、価値観や考え方も異なります。相手に合った御書や池田先生の指導を通して、本人にも、ご家族にも、この信心で「宿命」を「使命」へと転換していけるよう、勇気と希望を送っていきたいと思います。

告知から20年以上――4度のがんを克服

原田　ある壮年の闘病体験が胸に迫りました。その方は、2001年、50代の時に「悪性リンパ腫」と診断されました。全身のリンパ節が「がん細胞」に侵され、末期

一遍の題目にも、宇宙を動かす力がある
家族や同志の師子吼の題目は必ず届く
病魔を見破り、敢然と信心で迎え打つ

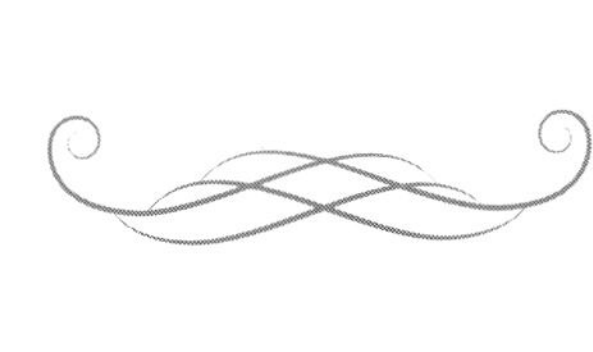

の状態。当時、学会では区長を務め、職場では小学校の教頭として多忙な日々を送っていました。

　医師の説明を聞きながら、「なんで自分が？」との疑問が浮かび、「このまま死んでたまるか」と思う半面、「家族は、仕事はどうするのか？」と不安や恐怖が交錯したそうです。

小泊　その方の奥さまから、私もよく伺っています。医師から告知を受けた後、自宅に戻り、ご夫妻で唱題に励まれました。しかし、不安や恐怖は完全には拭えなかったそうです。

　そんな中、ご夫妻は学会の先輩から、このように指導を受けました。「〝広布に戦うため、健康で福運ある人生を歩ませてください〟〝広布を阻む一切の障魔を打ち破り、わが身から病魔よ出ていけ！〟と強い祈りを込めた題目を唱えていこう」と。

　そこから祈りが深まり、ご夫妻は「病気になったことも、すべて転重軽受なのだ。病気になったことが不幸ではない」と思えたそうです。

原田　「唱題を続ける中で、自分がいかに多くの同志に支えられてきたのかを実感しました。信心に巡り合えた喜びと感謝が湧き起こってくると同時に、教育者として広布に生き抜くという使命を果たすためには、『絶対に負けられん』『死ぬわけにいかない』と腹が決まったのです」と思いを語られていました。

小泊　自宅療養と通院を重ねながら、治療を続け、入院から半年後には、医師から「寛解」と診断。さらに翌年、教頭として新たな職場に復帰。校長に昇進することもできました。

原田　校長になって2年目の冬、再発が判明しました。しかし、それでも動揺はなかったそうです。「最初の宣告で、あれほど心が乱れたのに、再発の時は冷静でした。とにかく、『病に立ち向かっていこう』『使命を果たすために生き抜こう』という気持ちだけで、死の恐怖はありませんでした」と。

小泊　がんの告知から20年以上——その後も、3度目、4度目と、がんの再発を告げられましたが克服。今も元気に、広布の第一線を歩き、病で悩む友に、体験を通

病に打ち勝つ根本は、大生命力の涌現
他者を守るために生き抜く時、
最も強く発揮されていく

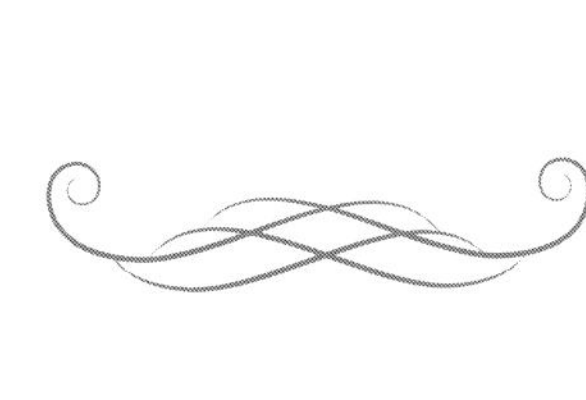

して励ましを送っています。仕事も定年まで校長を務め上げ、児童館館長なども歴任。未来を担う人材の育成に全力で取り組んでいます。

原田　壮年はこのように真情を語られています。「闘病の中で、私は人生で一番大事な『感謝の心』を学びました。信心の素晴らしさや学会と共に生き抜くすごさを、あらためて実感したのも、すべて病のおかげです。病が私自身の人生を変え、わが使命を教えてくれたのだと思います」

「病気」と「病魔」は違う　「挑戦」に「応戦」するのが信心

磯部　「南無妙法蓮華経は師子吼のごとし、いかなる病さわりをなすべきや」（新1633ページ・全1124ページ）との御書を通し、池田先生は語られています。

「病魔を恐れず、侮らず、戦い挑む『強い信心』が、仏界を力強く涌現させるのです。病魔の『挑戦』に対し、『応戦』していくのが、私たちの信心です。病気になることが不幸なのではありません。病苦に負けてしまうことが不幸なのです」

原田　「病気」と「病魔」は同じではありません。「病気」によって心をくじけさせる働きが「病魔」です。

たとえ、「病気」が進行し、完治が難しい状況であったとしても、「病魔」に負けず、人生の勝利者として「人間革命」の総仕上げに果敢に挑戦していく。そして、命の限り、生き切っていく。このこと以上に尊いことはありません。

「仏法の眼で見れば、生命力を奪う『奪命』の働きをするゆえに、病は『魔』となるのです。この『病魔』を魔と見破り、敢然と信心で迎え打つのです。断じて『病魔に負けない』ことです。病魔との闘いであるゆえに、打ち勝てば、まさしく『仏』になれるのです」と池田先生は教えてくださっています。

生命の底からの希望は心通う人間交流から

齋藤　不安や苦悩の真っただ中にいる方にとって、周囲の存在が、どれほど大きな支えになっていくか。

「共に祈る創価の同志の存在は『安心の伴走者』」と池田先生が教えてくださっている通り、共に祈り、寄り添い、温かな励ましを送っていく。そして、希望の灯をともし、一緒に「病魔」に立ち向かっていくことが大切なのだと思います。

庄司　池田先生と対談された「がん研究の権威」のルネ・シマー博士も、病と闘う上で「希望を抱くこと」の大切さに言及しています。

「病の床にいる友人に対して、周囲の人たちは決して無力ではありません。どんな時も、希望を与えることはできるからです」

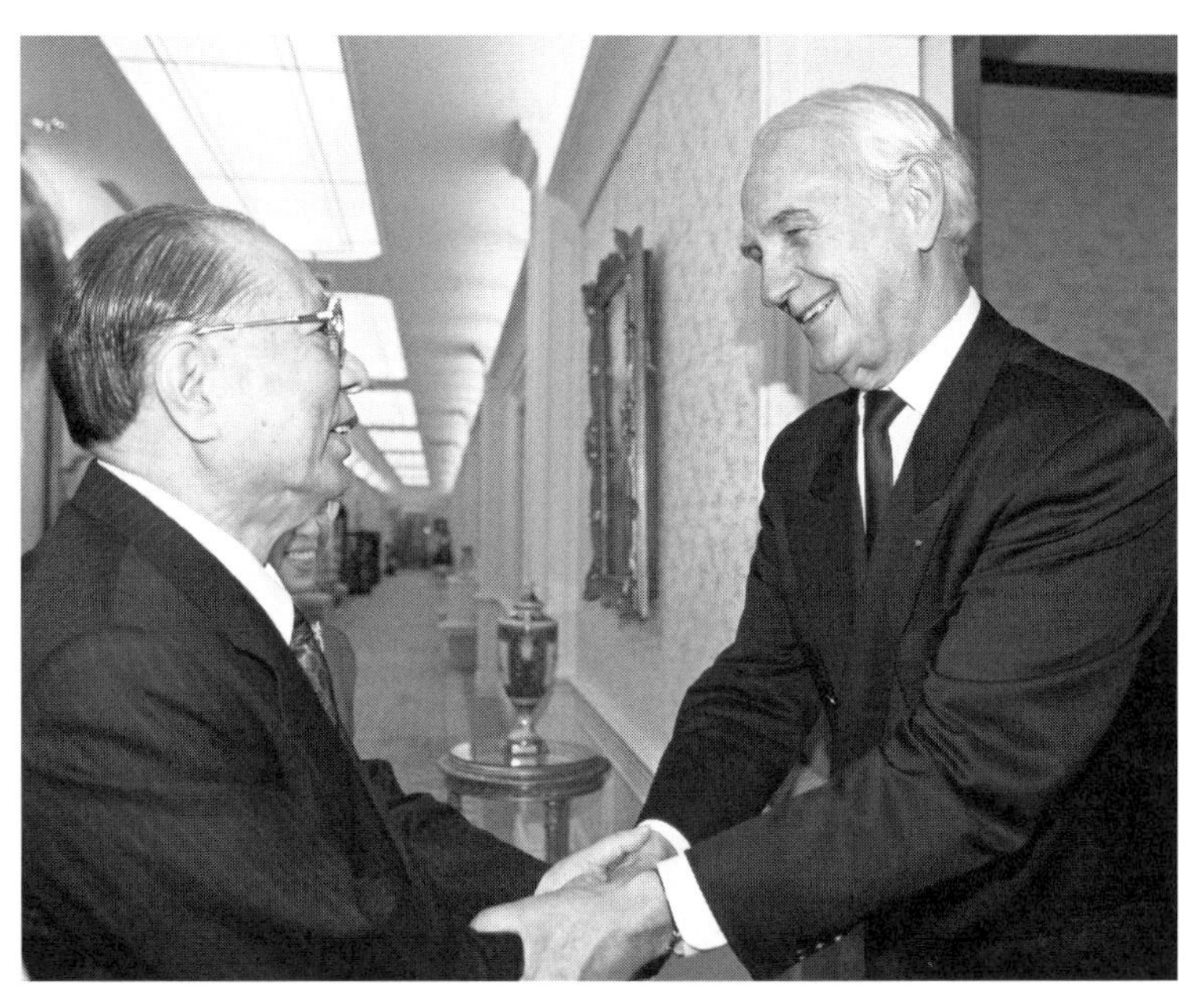

「がん研究の権威」であるカナダ・モントリオール大学元学長のシマー博士と会見する池田先生（1998年1月、東京）。同大学のブルジョ博士を交えて編まれた『健康と人生――生老病死を語る』では、仏教の生命観・生死観などを巡り、多角的な語らいが繰り広げられた　©Seikyo Shimbun

「生命の底からの希望は、機械と対峙することではなく、心通う人間交流によって育まれていくからです」

そして、シマー博士の言葉を通して、池田先生はこう語られています。

「希望ある限り、生命は輝きます。私たちが決して忘れてはならないことは、生命には計り知れない強さがあり、底知れない奥深さがあるということです」と。

磯部　これまで私も、闘病されてきた多くの方々の姿を通して、まさに、「希望」と「生命力」の偉大さを目の当たりにしてきました。「病に打ち勝つ根本は、大生命力を涌現させていくことです。その力は、他者を守るために生き抜こうとする時に、最も強く発揮される」と池田先生が教えてくださっている通りだと実感いたします。

原田　「『創価』とは、希望の異名です。人間にとって免れ難い、病という根本苦さえも、忌み嫌うものでなく、自身を向上させゆく『人間革命』の源泉へと、価値創造していく力です」と池田先生は語られています。

今や世界中で、「人間革命」と「宿命転換」のドラマが生まれ、妙法の功力が地球を包む時代を迎えました。「世界の平和」と「万人の幸福」を目指す「創価の同志」こそ、「『健康の世紀』を開く生命の福徳長者」との誇りで進んでまいりましょう。

「創価」とは、希望の異名――
世界中に広がる「創価の同志」こそ、
「健康の世紀」を開く生命の福徳長者

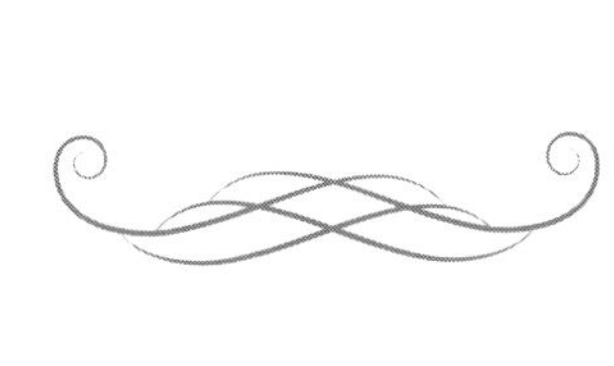

7 がんとの向き合い方㊦

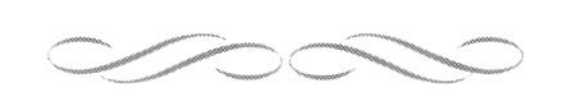

池田先生は、語られています。「日蓮仏法は、生老病死(しょうろうびょうし)の苦悩(くのう)の闇(やみ)を照らす太陽の宗教(しゅうきょう)です。絶望を希望へと変える変革(へんかく)の宗教です。どんな困難(こんなん)があろうとも、『永遠に前へ、前へ』と、不屈(ふくつ)の前進を可能にするための宗教です。そして、一人ひとりが本来持つ『生きゆく力(ちから)』を湧(わ)き立たせていくための人間勝利の宗教です」と。

信仰(しんこう)を貫(つらぬ)く学会の同志は、いかに「がん」と向き合い、「生老病死の苦悩」を越(こ)えてきたか——指導や体験談などを通して、語り合ってもらいました。

出席者

原田教学部長	小泊(こどまり)女性部教学部長
磯部ドクター部長	石川ドクター部女性部長
庄司ドクター部書記長	齋藤白樺会委員長

あらゆる苦悩の意味を深く捉え直していく

原田　「このやまいは仏の御はからいか」「病ある人仏になる」「病によりて道心はおこり候なり」（新1963ページ・全1480ページ）――草創以来、学会の同志が信仰の支えとして、身読してきた御聖訓です。病を契機として、信心の決意を深めていくならば、必ず成仏への軌道が開けていく。日蓮大聖人の御断言です。

磯部　〝信心を根本に、病と闘う中で、感謝の心が湧き、生きる喜びを知りました。そして、病が「使命」を教えてくれました〟――そう実感を語る同志は数知れません。こうした学会員の捉え方、生き方について、池田先生は次のように語られています。

「病気を機に真剣に仏道を求めていった時に、一人ひとりにとって、病気の持つ意味が転換していくのです。私たちの信仰には、病気をはじめ、あらゆる苦悩の意味を、深く捉え直していく力があります。すなわち『宿命を使命に変える』生き方です」

「堂々と　生き抜け　勝ち行け　病魔をも　笑い飛ばして」

小泊　「宿命を使命」に変えてきた、ある女性部の先輩がいます。私が、がんの宣告を受けた時、激励してくださった方で、池田先生もエッセー集『母の詩』で紹介されています。

約30年前、女性部のリーダーとして戦われていた時、「悪性リンパ腫」が判明。お腹の奥に、握りこぶし大の腫瘍も見つかりました。

「なぜ、がんなのか」「なぜ、私なのか」――襲い来る死への不安と苦悩。自分が存在しなくなるかもしれないという恐怖。夢であってほしい。うそであってほしい。でも、現実は一歩一歩、死に向かっていく。「題目しかない」と思っても、何も手につかない状態だったそうです。

そんな時、池田先生からお歌が贈られました。

「堂々と　生き抜け　勝ち行け
　病魔をも　笑い飛ばして
　　長寿の　王女と」

「宿命を使命」に「絶望を希望」に
生死の苦悩を照らす「太陽の仏法」

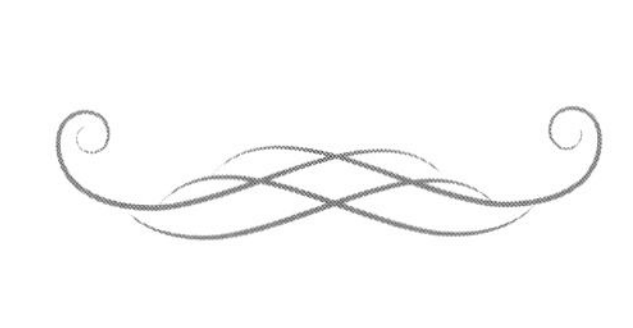

齋藤　私も、その女性部の方のことを伺いました。池田先生から、さらに伝言をいただいたそうですね。

「心配することはありません。毅然としていきなさい。私も妻も祈っています。安心して、何と言われようとも、病気に対して臆病ではいけない。負けるようではいけない。心配することはないよ。お元気で」

「ともかく朗らかにいきなさい。三世の生命観に立てば〝生も仏、死も仏〟ではないか。生きていて苦しんだのでは損をする。何があっても朗らかにいくことが大事です」と。


小泊　力強い大確信の師匠の言葉に「生命」が変わったと語っていました。そして、池田先生に決意の手紙を綴りました。「先生の重ねての激励のおかげで、冷静に受け止めることができました。『病魔を笑い飛ばして』との言葉どおり、朗らかに戦いきって、必ず乗り越えてみせます」と。

以来、題目に徹する日々。抗がん剤治療のため、抜け落ちる髪の毛。副作用――それでも、「師匠が祈ってくださっている。こうして題目をあげることができる」。そう心から実感できた時、信心の感動が心の底から湧き上がってきたそうです。

先輩は語っています。「死への恐怖が消えて、なくなったわけではありません。しかし、以前は病気と私とが同じ土俵だったのが、『今は病気をも、そして死をも見下ろしている』自分自身に気がついたのです。つまり、死への不安よりも、『死は必ずくるものだ』という、ある意味での楽観主義が題目を唱えていく中で、私を大きく包んでいたのです」

「『良かった』『勝った』と自分自身が言える人生を」

小泊　がんの宣告から約30年――。その方は、見事にがんを克服され、今も元気に戦われています。そして、病気で相談に来られる一人一人に、真心を込めて体験を語り、激励されています。

齋藤　体験に基づく確信からの励ましほど、心に響くものはありませんね。大きな希望となります。

池田先生は、このように教えられています。

「妙法を持つ人が、不幸になることは絶対にありません。病は決して、使命を果たす人生の妨げとはなりません。妙法を唱え、広布に生き抜く人には、病気は、わが生命を最高に光輝あらしめる、かけがえのない『宝』となるのです」

「自分自身が自分自身で『良かった』『勝った』と言える人生の価値を創ること、その人が栄光の人、人格の人である」

小泊　私自身も、がんの治療に臨んだ時、池田先生のお歌を心の中で繰り返しました。

「堂々と、病魔を乗り越えていくんだ」と、勇気をもって治療に臨むことができました。
私も今、がんと懸命に闘う同志の方々に、体験を通して励ましを送らせていただいています。学会の先輩から後輩へ、「病魔と闘う信心」をつないでいただきました。こうした絆こそ、「学会の財産」なのだと心から実感しています。

原田　池田先生は、「病魔」の本質について、このように語られています。

「病気は、その症状だけではなく、生きる希望を奪い、生活や幸福を破壊し、未来を閉ざしてしまう場合さえあることが問題なのです。まさに病魔というべき〝負のエネルギー〟と真正面から闘い、人々に生きる勇気と力を送り、人間の尊厳を蘇らせてこそ、真の『人間のための宗教』ではないでしょうか」

何があっても負けない。恐れずに堂々と病魔に挑んでいく。そうした悔いのない人生を実現していくためにも、信仰は必要であることを、池田先生は幾度となく教えてくださっています。

広布の使命を貫けば永遠の大功徳に包まれる

庄司　がんと闘いながら、周囲に希望を送り続けた青年部の方がいます。

18歳で瀕死の交通事故。33歳の時には脳梗塞、拡張型心筋症、さらにはネフローゼ症候群に。そうした病を乗り越えた末、

38歳で進行期のがんと告知されました。

石川　私もお話を伺いました。その青年は、がんの宣告を受けた直後、病院の駐車場で呆然と立ち尽くしたそうです。「迫りくる死の恐怖、ぶつけようのない疑問……。〝なぜ、自分なんだ〟と泣きました。でも、ひとしきり泣いた後は、自宅の御本尊の前に座っていました。『死』という現実を前に、祈らずにはいられなかったのです」と。

庄司　ふとした瞬間に、「死」を意識する――それでも、彼は「『死』を見つめたことで、自分の命が続く限り、自分にしかできない使命を果たそうと、心の底から思うようになりました」「限りある『生』を病や困難で苦しむ人々のために、広宣流布のために使えるということが、本当にうれしくて、うれしくて。そうなると、なぜか毎日が楽しくなってきたのです」と真情を語

病魔と闘い、生きる勇気と力を送る
「人間の尊厳」を蘇らせていく
それが真の「人間のための宗教」

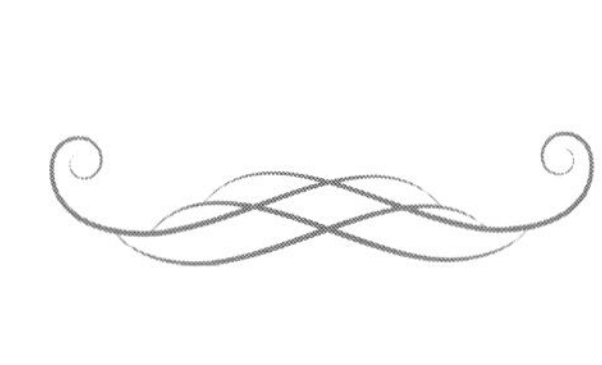

っていました。

石川　青年は「使命」について、このように語っていますね。

「池田先生はかつて、〝使命とは、『命』を『使う』と書く。広宣流布のために命を使えば、若々しい生命力がわき上がる。永遠の大功徳に包まれる〟と教えてくださいました。

今、この言葉をかみしめています。正直言って、自分が、いつまで生きられるかなんて分からない。そういう病気であることも十分承知しています。だから、今を全力で生き抜きたい。広布のために時間を無駄にしたくない。感謝して生きたい。今では、がんになったことも全て功徳であり、変毒為薬なのだと思います」

庄司　亡くなる前、彼が綴った文章が胸に迫ります。

「朝起きて、今日も生きれる事の歓び、感謝!!　今日も力一杯生きるぞ!!ってなってくると、今度は生きてる事が楽しくて、楽しくて!」

「自分のできる精一杯を生き抜いてやる!!

それを教えてくれたのは、末期ガンなんです!　他から見れば、『最悪』の出来事なんかも知れない。でも人間はどんな事からでも、自分の生きてる『価値』を『創る』事ができる」

石川　医師や看護師も驚く強靱な精神力、周囲を笑顔にする朗らかさを青年は貫き通

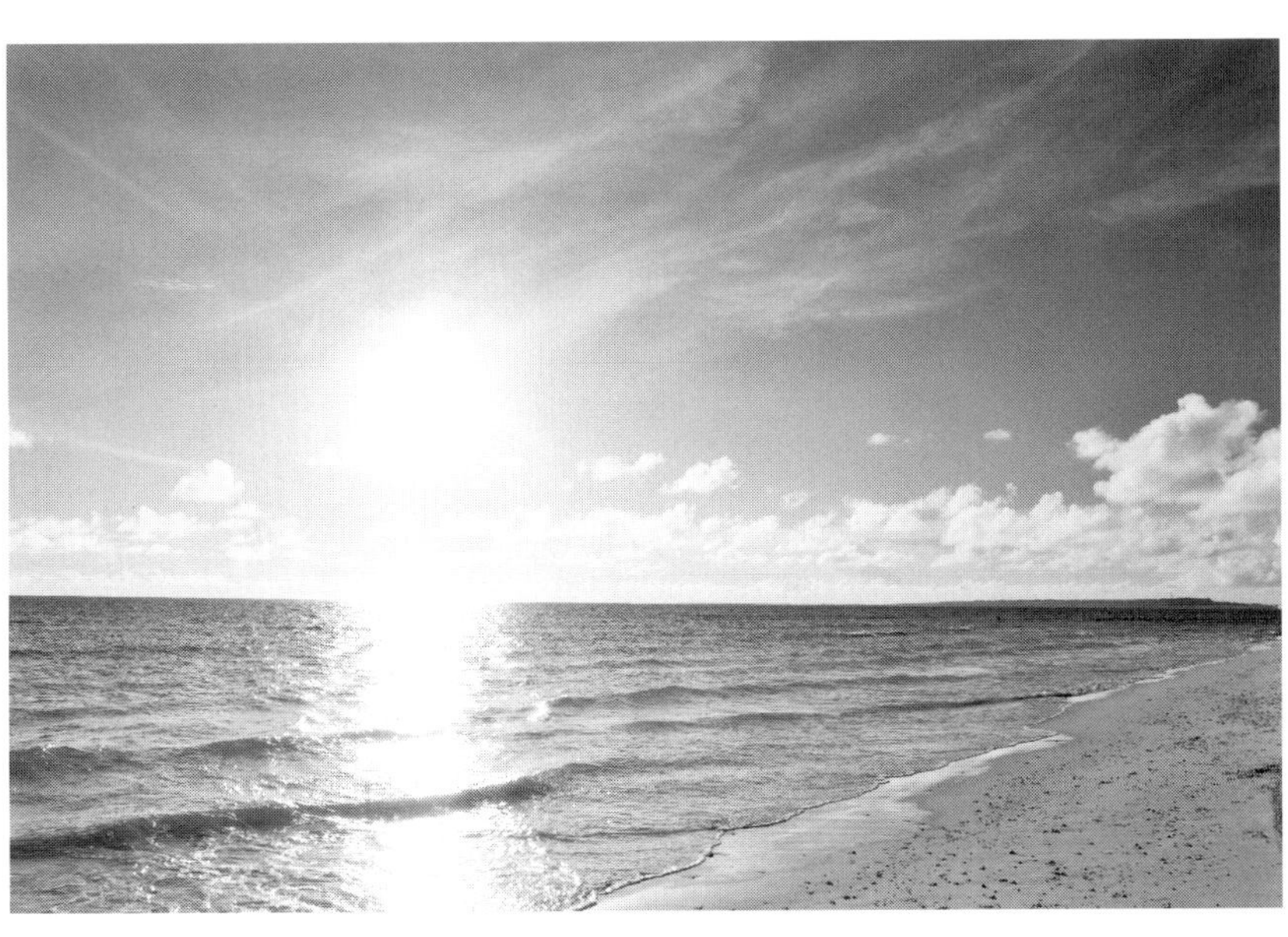
写真／PIXTA

しました。そして、宣告から2年後、多くの方に惜しまれながら、安らかに霊山へ旅立たれました。最後まで病魔と闘い抜き、不退の青春を歩む。その青年の姿は、同志の心に深く刻まれています。間違いなく、悔いなき勝利の人生であったと確信します。

地涌の菩薩として人生を完結した姿

磯部　長年、終末期医療・緩和ケアの現場で尽くしてきたドクター部の方が、このように語っていました。

「いかなる状態になっても最後まで生を燃やして生き抜くことが、いかに大事かを実感します。最後まで自分らしく人生を全うし、生き抜いた人たちは必ず満足の人生を送り、見事な臨終を迎えています」と。

「生」が終わりゆく最後の瞬間まで、希望を輝かせながら生き抜いていく——その荘厳な姿は、家族だけでなく、周囲の友人や知人、そして時には、病院関係者にまで、多くの希望を送っていきます。

齋藤　実際に、私の同僚の看護師は、がんと最後まで闘い抜いた学会員の姿に感動し、学会に入会しました。

「広宣流布に生き抜いた人には、鮮やかな生の燃焼があり、歓喜がある。その生き方、行動は、人間として尊き輝きを放ち、多くの同志に共感をもたらします。病床にあって見舞いに訪れる同志を、懸命に励まし続けた人もいます。薄れゆく意識のなかで、息を引き取る間際まで、題目を唱え続けた人もいます。それは、地涌の菩薩として人生を完結した姿です」——池田先生が語られている通りだと、心から実感いたします。

生命は三世永遠——大いなる希望の生へ

石川　池田先生は、病や死と向き合う同志に思いを馳せて、こう述べられていますね。

「生命は三世永遠であるがゆえに、来世もまた、地涌の使命に燃えて、地涌の仏子の陣列に生まれてくるんです。広宣流布の大河と共に生きるならば、病も死も、なんの不安も心配もいりません。私たちには、三世にわたる金色燦然たる壮大な幸の大海が、腕を広げて待っているんです」

小泊 「いきておわしき時は生の仏、今は死の仏、生死ともに仏なり。即身成仏と申す大事の法門これなり」（新1832ページ・全1504ページ）と御聖訓に仰せです。

「法華経の行者」として信仰を貫いた方は、生きていた時は「生の仏」、亡くなられた後は「死の仏」。そして、「生死ともに仏」であることは間違いないと、大聖人は御断言です。仏法の永遠の生命観の上から見れば、〝死を嘆かれることはないのですよ〟〝何も心配はいりません〟と励まされているのです。

磯部 「悦ばしいかな、一仏二仏にあらず、百仏二百仏にあらず、千仏まで来迎し、手を取り給わんこと、歓喜の感涙押さえ難し」（新1775ページ・全1337ページ）とも

広宣流布に生き抜いた人には
鮮やかな生の燃焼があり、歓喜がある
三世永遠にわたる幸の大海が広がる

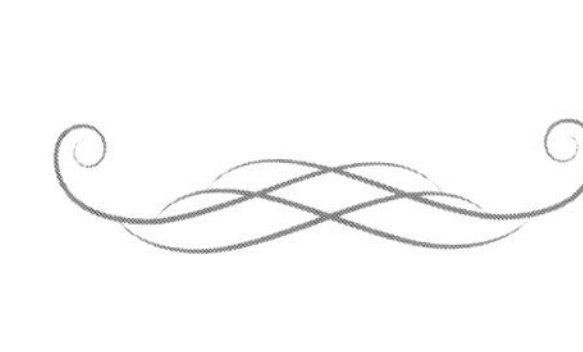

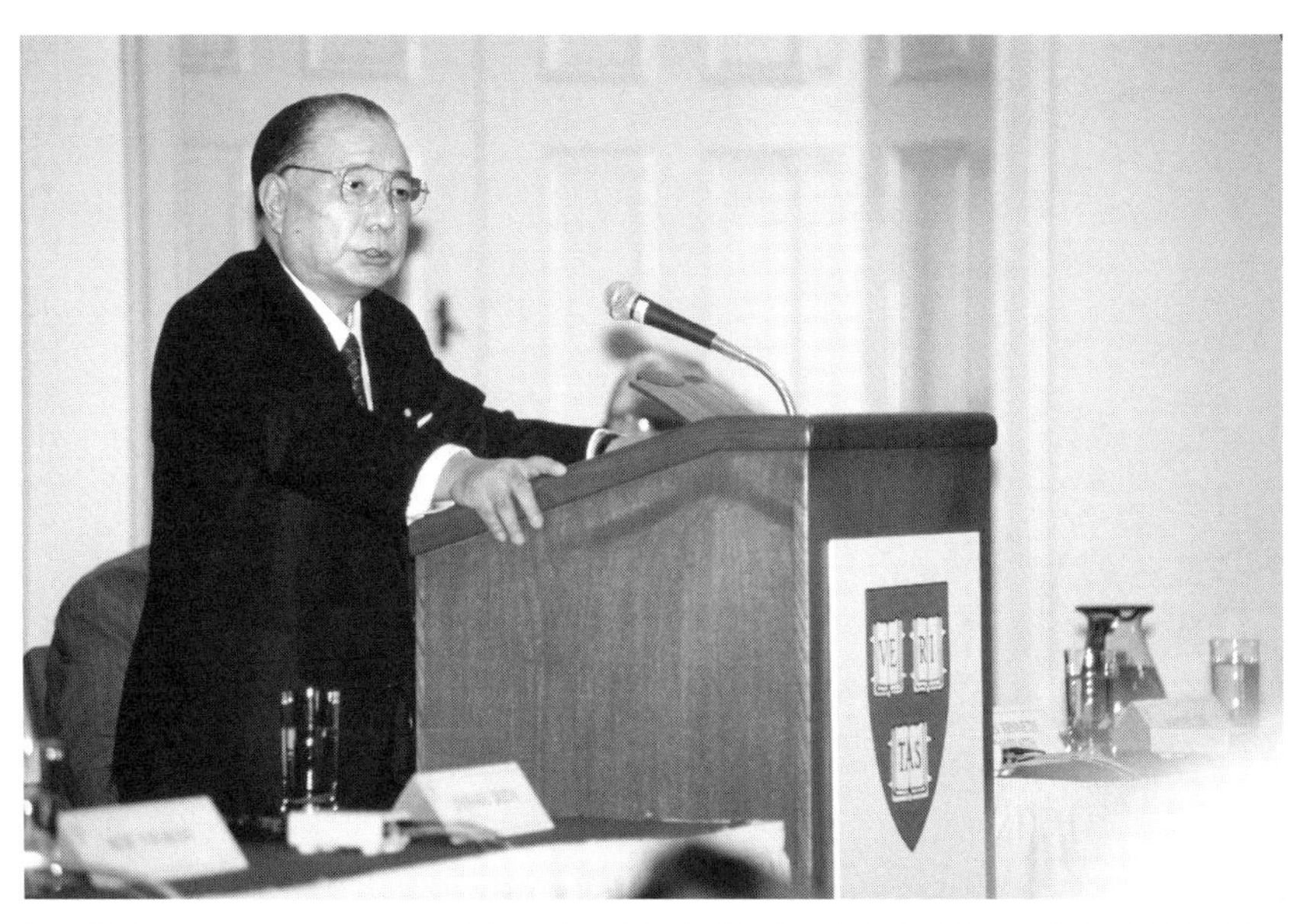

池田先生はアメリカ・ハーバード大学で、「21世紀文明と大乗仏教」と題して講演。「生も歓喜、死も歓喜」という大乗仏教に流れ通う生死観を提示。「信仰の透徹したところ、生も喜びであり、死も喜び、生も遊楽であり、死も遊楽である」と語った（1993年9月）　©Seikyo Shimbun

仰せです。広布に生き抜いた方が、多くの同志に賛嘆され、祈りに包まれる中、霊山へと旅立つ。それは、まさに「千仏」に手を取られている姿に通じます。

「歓喜の感涙押さえ難し」――ここに「生も歓喜、死も歓喜」の妙法の真髄があることを池田先生は教えてくださっています。

原田　「生も勝利」だからこそ、「死も勝利」になる。そして、「生も歓喜」だからこそ、「死も歓喜」となる。

荘厳な夕日が、翌朝の赫々たる旭日につながるように、妙法に包まれた今世の勝利は、次の大いなる希望の生への出発となります。

「三世の宿縁で結ばれた私たち地涌の勇者の誇り高き使命が、ますます重大な輝きを放つ時代を迎えました。一人一人が思う存分に乱舞し、『生も歓喜、死も歓喜』の体現者となって地球社会を照らしゆく――いよいよ『生命の世紀』を我らが創造していくのです」

この池田先生の思いを胸に、私たちは「生命の世紀」の開拓者との使命を抱き、「生命の尊厳」がますます輝く時代を築いてまいりましょう。

「生も歓喜、死も歓喜」の体現者となって
地球社会を照らし、いよいよ
「生命の世紀」を創造していく

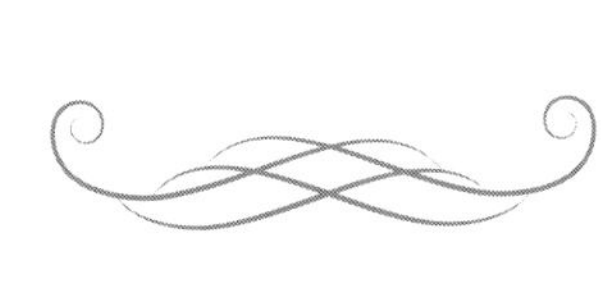

8 質 問 編 ㊤

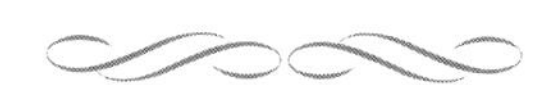

これまで〈1〉総論、〈2〉予防・検診、〈3〉情報の活用・医療者との関係、〈4〉病院選び・治療法・療養生活、そして、〈5〉～〈7〉がんとの向き合い方について紹介してきました。

ここからは「質問編」として、さまざまな疑問に答えてもらいました。

出席者

小泊女性部教学部長

山田九州副ドクター部長
外科医（消化器・胃腸外科）

山内東京・中央区ドクター部長
外科医（消化器・胃腸外科）

西﨑四国副ドクター部長
外科医（消化器・肝胆膵外科）

原田愛媛総県ドクター部書記長
内科医（呼吸器・がん薬物療法）

太田ドクター部員
外科医（乳腺外科）

がんと年齢

小泊　これまでの内容をふまえた上で、いろいろ質問して伺っていきたいと思います。最初に、「がんと年齢」は関係あるのでしょうか？

山田　がんは高齢になるほど、なりやすくなるといえます。

がんの多くは、遺伝子の異常によって発生します。老化に伴い、遺伝子の異常を修復するシステムが衰えてしまうため、がん細胞が増えやすくなってしまうのです。

（〈1〉総論参照）

しかし、がんは個別性が極めて高く、年齢にかかわらず、若い人も遺伝的な背景、また、ウイルス感染などによって発症することもあります。

がんと遺伝

小泊　がんは遺伝が影響するのでしょうか？

西﨑　たとえば、両親ががんになったからといって、そのまま子どもにがんが遺伝することはありません。ただし、両親の体質は遺伝するため、がんになりやすい体質が遺伝することはあります。

仮に、がんになりやすい体質を受け継いでいたとしても、適切な予防、そして、がん検診や治療を行っていくことがとても大切です。

がんと感染

小泊　がんは感染しますか？

山田　がんという病気そのものが、人から人にうつることはありません。しかし、ウイルスなどの感染が原因で発症することはあります。

　たとえば、胃がんの主な原因とされる「ピロリ菌」（ヘリコバクター・ピロリ）は、日本での感染者数が3000万人超ともいわれています。早めの除菌療法で、発症リスクを下げることができます。

太田　子宮頸がんの主な原因となる「HPV」（ヒトパピローマウイルス）も多くの女性が感染するとされています。感染を防ぐ「HPVワクチン」の接種は世界保健機関（WHO）で推奨されています。

西﨑　肝がんの原因でもある「B型・C型肝炎ウイルス」も、抗ウイルス療法が開発されています。

　これらは感染しても、すぐにがんになるわけではありませんが、一度は、医療機関等で検査を受けていただければと思います。

がんの予防

小泊　ほかに、がんにならないためにできることはありますか？

原田　がんの要因は多岐にわたるため、必ずしも完全に予防できるわけではありませんが、以前も紹介した「がんリスクを減ら

す5つの健康習慣」は、ぜひ実践してもらいたいと思います。〈29ページ参照〉

山内　「禁煙する」「節酒する」「食生活を見直す」「身体を動かす」「適正体重を維持する」ですね。

この「5つの健康習慣」は科学的根拠に基づく予防で、がんのリスクが、ほぼ半減しており、効果が期待できます。〈〈2〉予防・検診参照〉

がんの症状

小泊　がんには、どのような自覚症状がありますか？

原田　あくまでも参考ですが、自覚症状の例を紹介します。〈左ページ「各種がんの自覚症状（例）」参照〉

もちろん、がん以外でも、こうした症状が起こることはありますが、持続する場合は、早めに病院を受診することをお勧めします。

がんは進行する病気のため、診断を恐れて病院の受診を遅らせてしまうと、体力が落ちて治療が難しくなるケースもあります。

山内　がんは初期の段階では、ほとんどが無症状のため、早期発見するためには、検診を受けなくてはなりません。

また、進行しても、がんの種類によっては、だるさや息切れなど、あまり特徴的でない症状しか出ないこともあります。

がん検診

小泊 〝症状がないから〟〝忙(いそが)しいから〟といって、がん検診に行かない方も多いですね。

原田 〝症状がないから〟こそ、検診を受ける意義があると思います。

検診で見つかったがんは、症状が出てから診断されたがんより、治りやすいといわれています。

検診の本当の目的は、〝がんを治す〟こ

各種がんの自覚症状(例)

胃がん	胃部不快感、消化不良、食欲不振、食習慣の変化
肺がん	咳、痰、血痰
乳がん	硬いしこり、血性の乳頭分泌物
子宮がん	性交時出血、血性のおりもの、月経異常
大腸がん	血便、排便異常、便柱狭小、肛門からの出血
肝がん 膵がん	上腹部の不快感、黄疸
食道がん	胸骨裏の激痛、食物を飲みこむ時のつかえ感
口腔がん	難治性の潰瘍
膀胱がん	肉眼的血尿
喉頭がん	声のかすれ
白血病	出血傾向、易疲労性、発熱
皮膚がん	境界不鮮明なほくろ

※がん以外の病気による症状の場合もあります

(公益財団法人 がん研究振興財団)

ともいえます。

山田　仕事や子育て、学会活動など、さまざま忙しい中で、自分の健康を振り返る余裕がないかもしれません。

しかし、自分だけでなく、家族や友人のためにも、どんなに忙しくても、定期的にがん検診を受けていただきたいと思います。

山内　厚生労働省は、5つのがん（胃がん・大腸がん・肺がん・乳がん・子宮頸がん）に対し、定期的に検診を受けることを推奨していますね。（〈2〉予防・検診参照）

原田　がん検診の費用を気にする方もいますが、ほとんどの市区町村では、検診費用の多くを公費で負担しており、住民が一部の自己負担で受診できる体制になっています。

太田　特に、乳がんや子宮頸がんなどは、若い人も多く、早期発見のためにがん検診の無料クーポンの配布もされています。ぜひ活用していただきたいと思います。

がんの疑い

小泊　もし、がん検診で「がんの疑い」があると言われた場合は？

西﨑　「がんの疑い」があっても、まだこの時点で、がんと決まったわけではありません。要精検（精密検査が必要）となり、がんか、がんではないかを調べるための詳細な検査を行います。

山田　精密検査まできちんと受けることで、

初めて効果に結びつきますので、必ず早めに受診するようにしてください。〈左図「がん治療までの流れ」参照〉

がんの検査

小泊　がんの検査には、どのようなものがあるのでしょうか？

山内　医師の問診、血液検査（腫瘍マーカー検査など）、各種画像検査、病理検査などを経て、腫瘍の位置・大きさ・性質を調べます。〈120ページ「がんの検査（例）」参照〉

西﨑　主に、発見・確定・情報収集の三つ

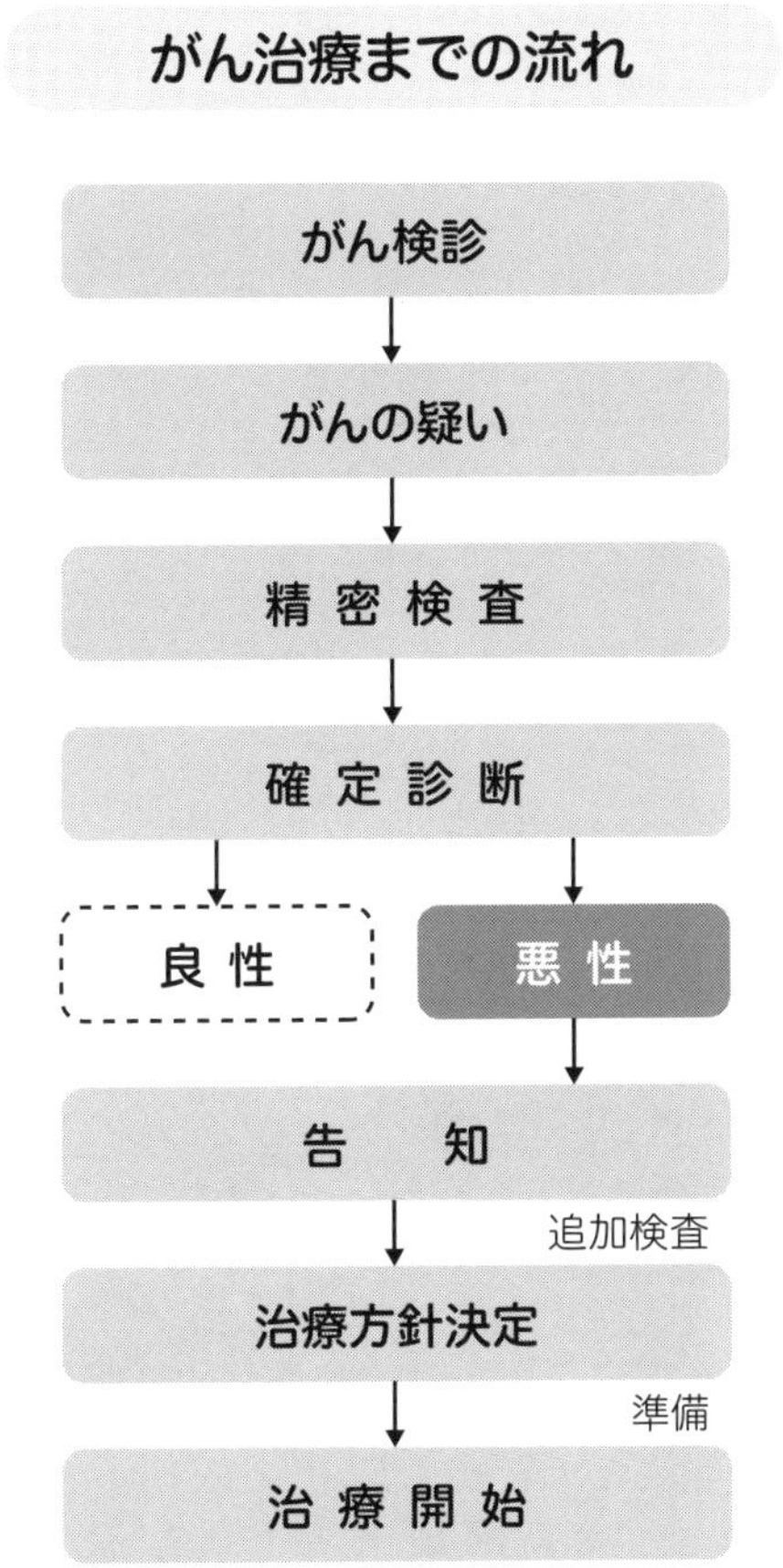

がん治療までの流れ

がん検診
↓
がんの疑い
↓
精密検査
↓
確定診断
↓
良性 ／ 悪性
↓（悪性）
告知
↓ 追加検査
治療方針決定
↓ 準備
治療開始

の目的があります。検査の結果、良性腫瘍であれば、ほとんどのケースで、定期的な経過観察となります。悪性腫瘍と判明した場合は、よりよい治療方針を立てていくための検査が行われます。

確定診断

小泊　確定診断の結果は、一人で聞いたほうがいいでしょうか？

西﨑　一概には言えませんが、大事な診断の時には、信頼できる人に付き添ってもら

がんの検査（例）

腫瘍マーカー検査

がんがあると数値が上昇しやすい物質の量を調べる

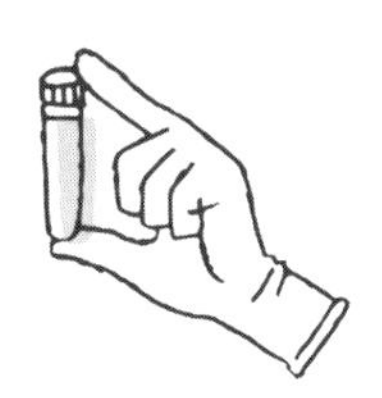

画像検査

X線・超音波・強力な磁気などを利用して体内の様子を画像化する

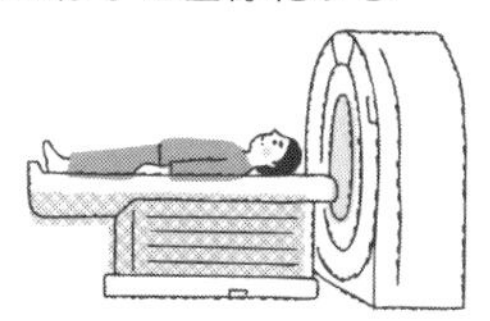

内視鏡検査

体内にカメラなどを送り込み、詳細な画像情報を得る

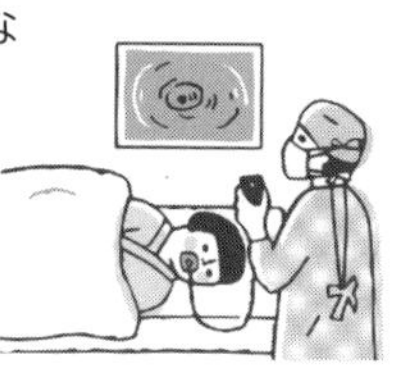

病理検査

採取した組織や細胞の性質を顕微鏡で詳しく調べる

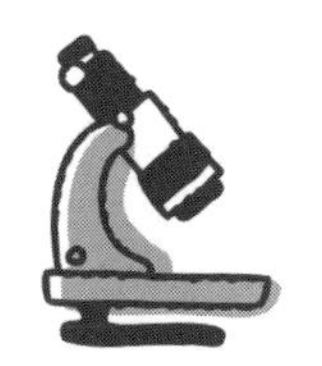

イラスト／PIXTA

うと、心理的な負担が減ることもあります。緊張やショックで説明がうまく頭に入らないことも多いようです。不安に思う時は、家族や友人に同席をお願いすることも大切ですね。

太田　具体的な相談先がわからない場合は、「がん相談支援センター」〈147ページ参照〉や各医療機関の相談窓口、ソーシャルワーカー、各自治体の相談窓口に尋ねてみることもできます。

利用可能な制度

小泊　もし、がんになった時に利用できる制度、またお金のことについては、どこに相談したらいいでしょうか？

山田　がんになった本人や家族が利用できる可能性のある制度の例を紹介します。〈122ページ「利用可能な制度や対応窓口（例）」参照〉

やるべきことがたくさんあって、何からどうしていいか、わからなくなることもあるかもしれません。漠然とした不安に対して、一つ一つ整理しながら、誰かと一緒に考えていくことも大切です。

小泊　自分一人で何とかしようと抱え込まず、信頼できる人や家族、友人など、まずは誰かに相談してみることも大事ですね。自分だけでなく、大切な家族や友人を守るためにも、皆で支え合っていきたいと思います。

利用可能な制度や対応窓口(例)

	相談内容	利用できる制度	対応窓口
どこに相談してよいかわからない	病気のこと、治療のこと、療養のこと、制度のこと、お金のことなど何でも。	(利用できる制度などを一緒に考え、ご紹介します。)	**「がん相談支援センター」**

	相談内容	利用できる制度	対応窓口
ご家族のこと	ご本人を介護するために休職したい	介護休業・介護休暇	勤務先の人事・労務担当部署
		介護休業給付金	勤務先所在地管轄のハローワーク
ご本人のこと	介護が必要となる可能性がある	介護保険制度(訪問介護、訪問看護、通所介護、福祉用具など)	市区町村の介護保険担当窓口、地域包括支援センター
	休職を検討したい	傷病手当金	会社担当者、協会けんぽ、健康保険組合など
	がんの治療で障害(例:人工肛門など)が残る可能性がある	障害年金	年金事務所、年金相談センター、市区町村の国民年金担当窓口
		身体障害者手帳	市区町村の障害福祉担当窓口
お金のこと	医療費の負担を軽くしたい	高額療養費制度	加入している公的医療保険(健康保険組合・協会けんぽ・国民健康保険・後期高齢者医療制度)の担当窓口
	税金の還付を受けたい	医療費控除	住所地管轄の税務署
	生活が苦しい・生活にかかる経済的支援を受けたい	生活保護制度	住所地管轄の福祉事務所
		生活福祉資金貸付制度	市区町村の社会福祉協議会

(国立がん研究センター がん対策情報センター)

9 質問編㊥

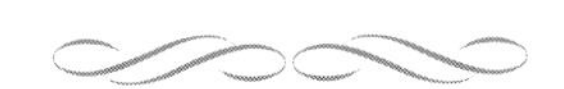

がん治療（ちりょう）は個別性が高く、それぞれの種類や状況（じょうきょう）に応じて、最適な治療を選択（せんたく）していくことが大切です。

病院や治療についての考え方、また、治療の目標、チーム医療（いりょう）についてなど、さまざまな医療知識について、質問に答えてもらいました。

出席者

小泊（こどまり）女性部教学部長

山田九州副ドクター部長
外科医（消化器・胃腸外科）

山内東京・中央区ドクター部長
外科医（消化器・胃腸外科）

西﨑四国副ドクター部長
外科医（消化器・肝胆膵外科）

原田愛媛総県ドクター部書記長
内科医（呼吸器・がん薬物療法）

太田ドクター部員
外科医（乳腺外科）

病院選びのために

小泊　がんと診断された方から、「どこの病院で治療するのがいいでしょうか？」と聞かれることがよくあります。

山田　一人一人の状況や希望にもよりますが、がん治療を受ける場合は、厚生労働省や都道府県が指定している「がん診療連携拠点病院」が推奨されています。「がんセンター」という名称でなくても、拠点病院であれば、全国どこでも、質の高いがん医療を受けられます。〈下図「『がん診療連携拠点病院』のイメージ」参照〉

原田　拠点病院では、専門的ながん診療の提供、地域連携協力体制の構築、患者・家

「がん診療連携拠点病院」のイメージ

国（厚生労働省）　↔　都道府県

国立がん研究センター
がん情報サービス
https://ganjoho.jp

↔ 連携・支援

都道府県がん診療連携拠点病院
がん相談支援センター
各都道府県に原則1カ所

↔ 連携・支援

地域がん診療連携拠点病院
がん相談支援センター
各都道府県2次医療圏に概ね1カ所程度

↔ 連携・支援

地域の病院
地域の診療所

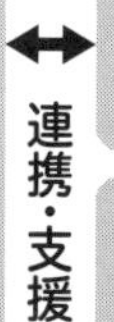

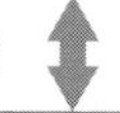

情報の活用・相談・診療

患者・家族

族への相談支援や情報提供などを行っています。〈下図「『がん診療連携拠点病院』の主な役割」参照〉

西崎　病院選びにおいては、「通いやすさ」「治療実績」「医療の専門性」などが目安となります。そうした視点でも、各地域の拠点病院が大事な選択肢になるのではないでしょうか。

山内　近くの拠点病院を探したい場合は、「がん情報サービス」や都道府県のがん情報サイト、自治体のがん情報冊子などで調べることもできます。また、地域の病院などで、かかりつけの医師に相談することも大切だと思います。〈〈4〉治療について㊦参照〉

「がん診療連携拠点病院」の主な役割

1 専門的ながん診療の提供

標準治療をはじめ、薬物療法（抗がん剤治療）や緩和ケアの提供、専門の技能を持つ医師や専門スタッフの配置など

2 地域の医療機関や医師との連携・協力体制の整備

地域の医療機関との連携によって、適切な医療が受けられるように協力体制を整備

3 患者への相談支援・情報提供

「がん相談支援センター」の設置、患者や家族・地域の住民・医療施設などへの相談支援、がん診療にかかわる情報提供

4 専門的な医師の配置

放射線治療、薬物療法（抗がん剤治療）、病理診断、緩和ケアを担当する医師などを基準に沿って配置

治療方針の検討

小泊　がんの治療方針は、どうやって決まるのでしょうか？

西﨑　拠点病院では、「キャンサーボード」（がんの評議委員会）、また、診療科ごとや、複数の診療科によるカンファレンス（会議）などで決められます。

これらは、手術・放射線療法・薬物療法に携わる医師や、さまざまな専門医、医療スタッフ等が集まり、患者さんの症状や状態、治療方針などを意見交換・検討するための会議です。〈左ページ「治療方針を決める『キャンサーボード』（例）」参照〉

山田　患者さんの状況に応じて適切ながん医療を提供できるように、厚生労働省は拠点病院の要件として「キャンサーボード」の設置と定期的な開催を義務づけています。

もしかしたら、担当医が若いと不安に思う方もいるかもしれませんが、ベテランの医師も若い医師も、一人ですべてを決定しているわけではないので安心してください。

セカンドオピニオン

小泊　「診断や治療方針について、他の意見も知りたいけど、聞きづらい」という方もいますね。

原田　納得して治療に臨むことはとても大切ですので、遠慮せずに相談していただければと思います。

治療方針を決める「キャンサーボード」(例)

医師・医療スタッフなどが集まって行う治療方針の会議

厚生労働省は、適切ながん治療を行うために、
「がん診療連携拠点病院」で「キャンサーボード」を
定期的に開催するように定めている

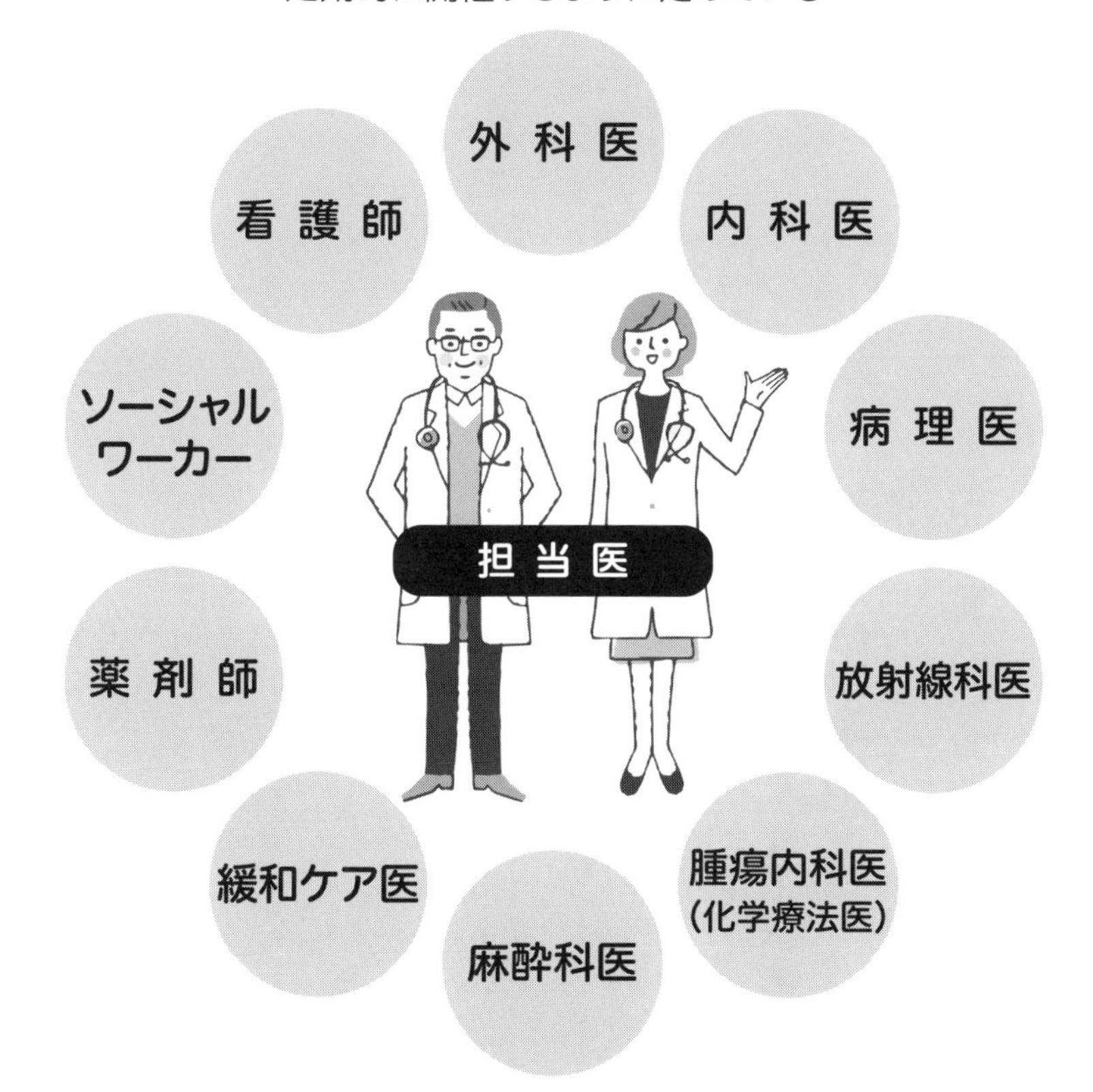

イラスト/PIXTA

違う医療機関の医師に意見を求めるセカンドオピニオン（第2の意見）も一つの選択肢です。

セカンドオピニオンは、転院することではなく、今後も現在の担当医のもとで治療を受けることを前提に利用するものです。〈左ページ「セカンドオピニオンを聞く際の流れ」参照〉

太田　拠点病院では、ガイドラインに基づいて治療方針が決められるため、病院や医師によって意見が大きく異なることは多くありません。ただ、セカンドオピニオンが最初と同じ意見であったとしても、病気や治療への理解がより深まり、納得して治療に臨むことにつながることもあります。

山内　セカンドオピニオンにも、メリット・デメリットがあり、病状によっては、早急に治療を始めたほうがいい場合もあります。また、自由診療（自費）のため、事前に費用なども確認するといいかもしれません。いったん治療が開始されると、やり直すことは難しいため、治療開始前に必要と感じた場合に受けることが望ましいですね。

〈(3) 治療について㊤参照〉

臨床試験・治験・先進医療と標準治療の違い

小泊　「新しい治療」が「最良の治療」だと思っている方もいますが、実際はどうでしょうか？

山田　臨床試験・治験・先進医療といった言葉を聞いて、「新しい治療」が、「最良の治療」だと誤解される場合も多いのですが、必ずしもそうとは限りません。

山内　新しい薬や治療法、また、それらを組み合わせた治療法などについて、効果や安全性を確認する試験を「臨床試験」といいます。

その中でも、厚生労働省から承認を得ることを目的としたものが「治験」です。

セカンドオピニオンを聞く際の流れ

1 現在の担当医の意見（ファーストオピニオン）をよく理解する

▼

セカンドオピニオンを受けることを決める

▼

2 病院を決める
①病院を探す　②現在の担当医に伝える

▼

3 受診の準備をする
①病院へ連絡をする
②現在の担当医に紹介状などをもらう

▼

4 セカンドオピニオンを聞く（当日）
①医師に伝えたいこと、
聞きたいことを整理しておく
②信頼できる人に同行してもらう

▼

5 セカンドオピニオン後、現在の担当医に報告する

（国立がん研究センター　がん対策情報センター）

太田　また、効果や安全性の評価が定まっていない、新しい試験的な医療技術のうち、保険適用の対象にするか、判断するために指定されたものが「先進医療」です。

山田　「新しい治療」が「臨床試験」で評価され、それまでの「標準治療」より優れていることが証明され、推奨されれば、その治療が新しい「標準治療」となります。

つまり、科学的根拠に基づき、現時点で最も優れていると評価された治療が「標準治療」なのです。〈左ページ「標準治療ができるまで」参照〉

がんゲノム医療

小泊　「がんゲノム医療」という言葉を聞きましたが、どんなものなのでしょうか？

西﨑　「ゲノム」とは、人間を形づくる遺伝子の全情報のことです。「がんゲノム医療」は、がんの遺伝子変異を明らかにすることで、一人一人の体質や病状に合わせて治療などを行う医療です。

原田　今、急速に研究が進められており、現状では一定の条件が必要なため、限られた方にしか適用されません。しかし、将来、新しい可能性を開く医療として、大きな期待が寄せられています。

〝補完代替療法〟には注意

小泊　病院へ行かずに、「私は、〝がんが消える水〟で治す」と言っている方もいるようですが……。

山田　病院の治療を受けずに、〝補完代替療法〟（民間療法）だけに頼るのは、非常に危険です。本来であれば治癒できたはずが、難しくなることもあります。実際に、そうしたケースは多くあります。

西﨑　〝補完代替療法〟には、健康食品やサプリメント、鍼灸、マッサージ療法、運動療法や心理療法など、さまざまあります。中には、不安や痛みが和らぐのに役立つも

標準治療ができるまで

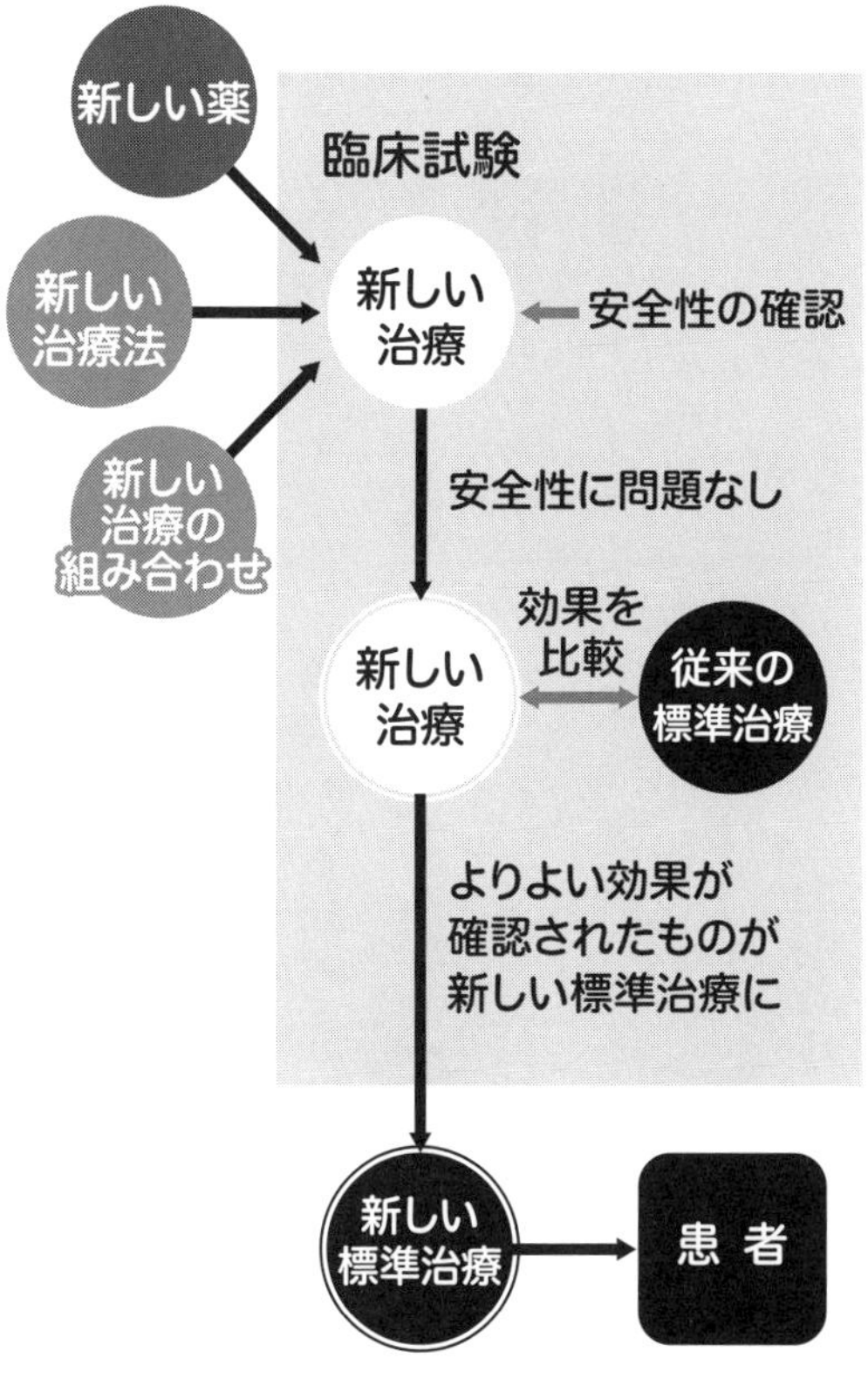

新しい薬
新しい治療法
新しい治療の組み合わせ
臨床試験
新しい治療
安全性の確認
安全性に問題なし
新しい治療
効果を比較
従来の標準治療
よりよい効果が確認されたものが新しい標準治療に
新しい標準治療
患者

（国立がん研究センター　がん対策情報センター）

のもあるかもしれませんが、がんそのものの進行を抑える効果は、科学的に証明されていません。

太田　良かれと思って勧める方もいますが、情報が間違っていることもあります。一度冷静になって、安心・安全に使えるものか、必ず医師や医療スタッフに相談しましょう。

〈4〉治療について㊦参照）

治癒と寛解

小泊　「治癒」と「寛解」は意味が違うのでしょうか？

山内　一概に定義はできませんが、手術などで、がんを残さず取り去れたという意味で「治癒」と使われることがあります。

また、治療を終えてから5年（乳がんの場合は10年）を目安に、再発が見られなければ、「完治」とみなされることもあります。

原田　「寛解」とは、一時的あるいは永続的に、がんが縮小・消失している状態をいいます。ただ、再発や転移の可能性があるため、寛解の状態が続くように治療を継続することもあります。

また、治療の結果、がんによる症状や検査での異常が見られなくなり、正常な機能が回復した状態を「完全寛解」といいます。

治療の目標

原田　がんの状況によっては、治療の目標が「治癒」ではないこともあります。がんの縮小、体調や症状の改善、また、少しでも元気に寿命を延ばしていくことなどが、治療の目標になることもあります。

西﨑　たとえば、手術を行うことで寿命を縮めてしまうケースもあります。また、手術を行わなくても、がんとうまく付き合いながら生活をされる方もたくさんいらっしゃいます。

太田　「何のための治療であるか」という目標を確認し、理解していくことは、とても大切なことだと思います。

「チーム医療」の一員

山田　高度な医療が求められるがん治療では、専門性を持った医療従事者たちの連携による「チーム医療」が欠かせません。病院によって参加するメンバーは異なりますが、皆が一丸となって、患者さんや家族をサポートしています。

西﨑　患者さんや家族も、この「チーム医療」の一員であり、治療は〝共同作業〟ともいえます。同じチームとして、治療や療養生活について希望を伝え、一緒に考えていく。そして、同じ目標に向かって治療を進めていくことが、「チーム医療」を生かし、最適な治療を行っていく一つの鍵ではないでしょうか。〈134ページ「『チーム医療』のイメージ」参照〉

「チーム医療」のイメージ

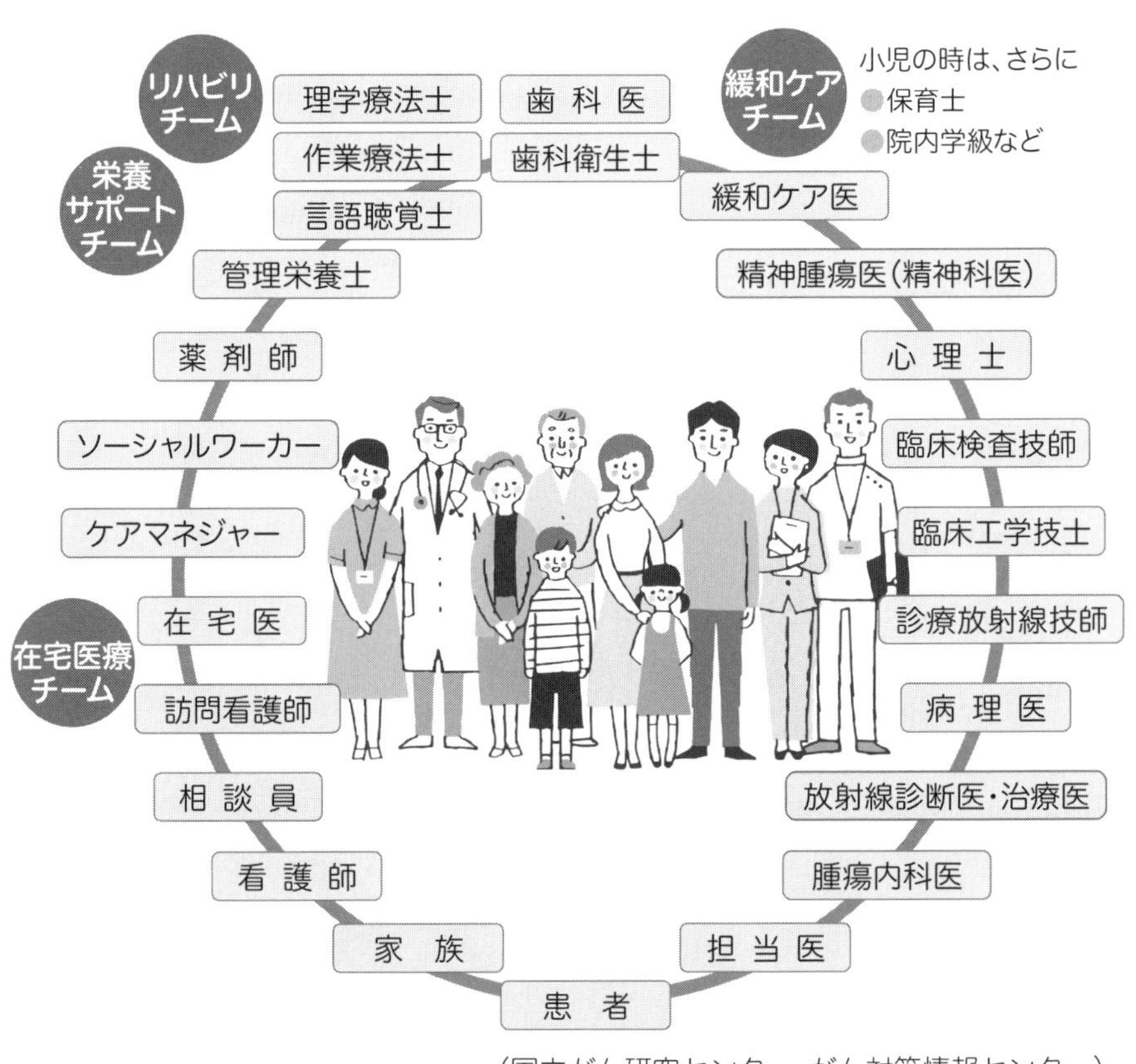

(国立がん研究センター がん対策情報センター)

イラスト/PIXTA

10 質問編㊦

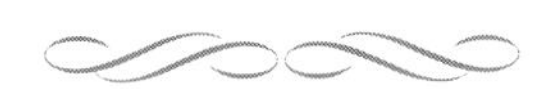

「緩和ケア」の意義を正しく理解し、適切に受けていくことは、がん医療において重要なテーマになっています。

最後に、「緩和ケア」の重要性、がんに伴う「トータルペイン（全人的苦痛）」の考え方、在宅医療や人生会議などを紹介。創価家族の存在、人生観・生死観の重要性などをテーマに語り合ってもらいました。

出席者

原田教学部長　　小泊女性部教学部長

磯部ドクター部長　　石川ドクター部女性部長

中河関西ドクター部長　　齋藤白樺会委員長

早期からの緩和ケア

原田　「緩和ケア＝終末期」というイメージで捉えている方や、見放されてしまったように感じる方も多いですね。

磯部　かつて緩和ケアは、治療の手だてがなくなった方に行われるものとされていました。しかし、今は、がんの進行度にかかわらず、治療と並行して行うのが一般的になり、診断を受けた時から始まります。

〈下図「がん治療と緩和ケアの関係」参照〉

石川　緩和ケアは、がんに伴う苦痛を和らげ、生活の質を改善していくために行われる治療やサポートのことです。早めにケアを始めることで、治療に前向きに取り組む

がん治療と緩和ケアの関係

がんの経過 →

［これまでの考え方］

がんに対する治療	緩和ケア

がんに対する治療が終了するまで苦痛緩和治療は制限し、治療終了後に緩和ケアを行う

［新しい考え方］

がんに対する治療 ／ つらさや症状の緩和ケア

がんに対する治療と並行して緩和ケアを行い、状況に合わせて割合を変えていく

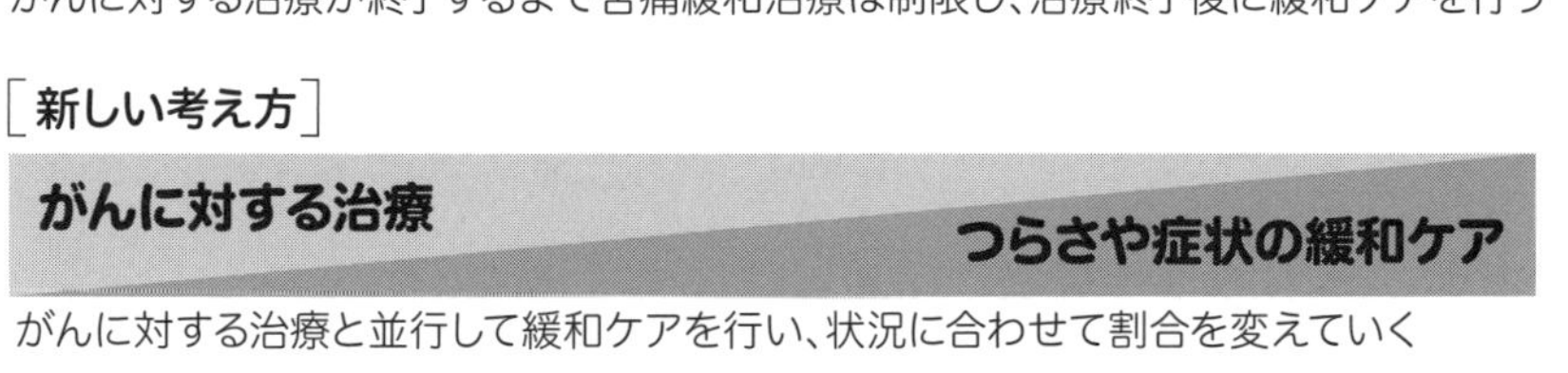

（国立がん研究センター　がん対策情報センター）

こともでき、心身に良い影響をもたらすことが認められています。つらい気持ちや痛みは我慢せず、遠慮なく相談することが大切です。〈〈5〉がんとの向き合い方㊤参照〉

専門家によるサポート

小泊　緩和ケアは、どのような時に行われるのでしょうか？

中河　緩和ケアでは、つらさの現れ方や性質を見て、担当医をはじめ、それぞれの専門家が患者さんと向き合い、痛みやつらさを取り除きます。

齋藤　「第2の患者」といわれる家族もまた、苦痛を抱えています。家族に対しても、緩和ケアによるサポートは行われていますね。〈138ページ「がんの療養の経過中の問題と緩和ケア（例）」参照〉

トータルペイン（全人的苦痛）

原田　がんに伴う苦痛は、身体的なものに限りませんね。

石川　「トータルペイン」という考え方があります。①身体的苦痛②精神的苦痛③社会的苦痛④スピリチュアルペインの4つの側面があり、それぞれ独立したものではなく、相互に影響し合い、1つの痛みが原因で、さまざまな痛みを引き起こします。

　がんによる苦痛をケアしていくためには、この「トータルペイン」を理解することが大切です。〈139ページ「トータルペイン」参照〉

がんの療養の経過中の問題と緩和ケア（例）

診断直後の 不安や落ち込み	緩和ケアチームの心のケアの専門家が担当医や看護師と協力してサポートします。
治療前からの痛み	担当医や看護師と緩和ケアチームが協力して治療やアドバイスを行います。 がんの治療の前後にかかわらず十分な鎮痛のために必要な治療を行います。
放射線や抗がん剤の副作用 （吐き気、嘔吐、食欲不振、しびれ、口の渇き、口内炎、下痢など）	担当医や看護師、放射線科医と緩和ケアチーム、歯科医などが協力して治療やアドバイスを行います。 栄養士が食事の内容や調理方法などについてアドバイスします。
手術後の痛み	担当医や看護師と麻酔担当医、緩和ケアチームが協力して治療やアドバイスを行います。
再発や転移による痛み 息苦しさ だるさ（倦怠感） 食欲不振、吐き気、嘔吐 リンパ浮腫	入院中、通院中とも担当医や看護師と緩和ケアチームや緩和ケア病棟の担当医、栄養士などが協力して治療やアドバイスを行います。 在宅療養では訪問診療の担当医が訪問看護師とともに治療やケアを行います。 緩和ケアチームにおける心のケアの専門家の視点から治療やアドバイスを行うこともあります。
医療費の問題 転院や自宅療養についての不安	入院中、通院中とも担当医や看護師とソーシャルワーカーや緩和ケアチームのメンバーが協力してサポートします。 在宅療養では訪問診療の担当医や訪問看護師、ケアマネジャー、市区町村の担当者がサポートします。
自分の存在や生きる意味についての悩み 不安や気分の落ち込み 家族の心や気持ちの問題	入院中、通院中とも担当医や看護師と心のケアの専門家が協力してサポートします。 在宅療養では訪問診療の担当医が訪問看護師などとともにサポートします。

（国立がん研究センター　がん対策情報センター）

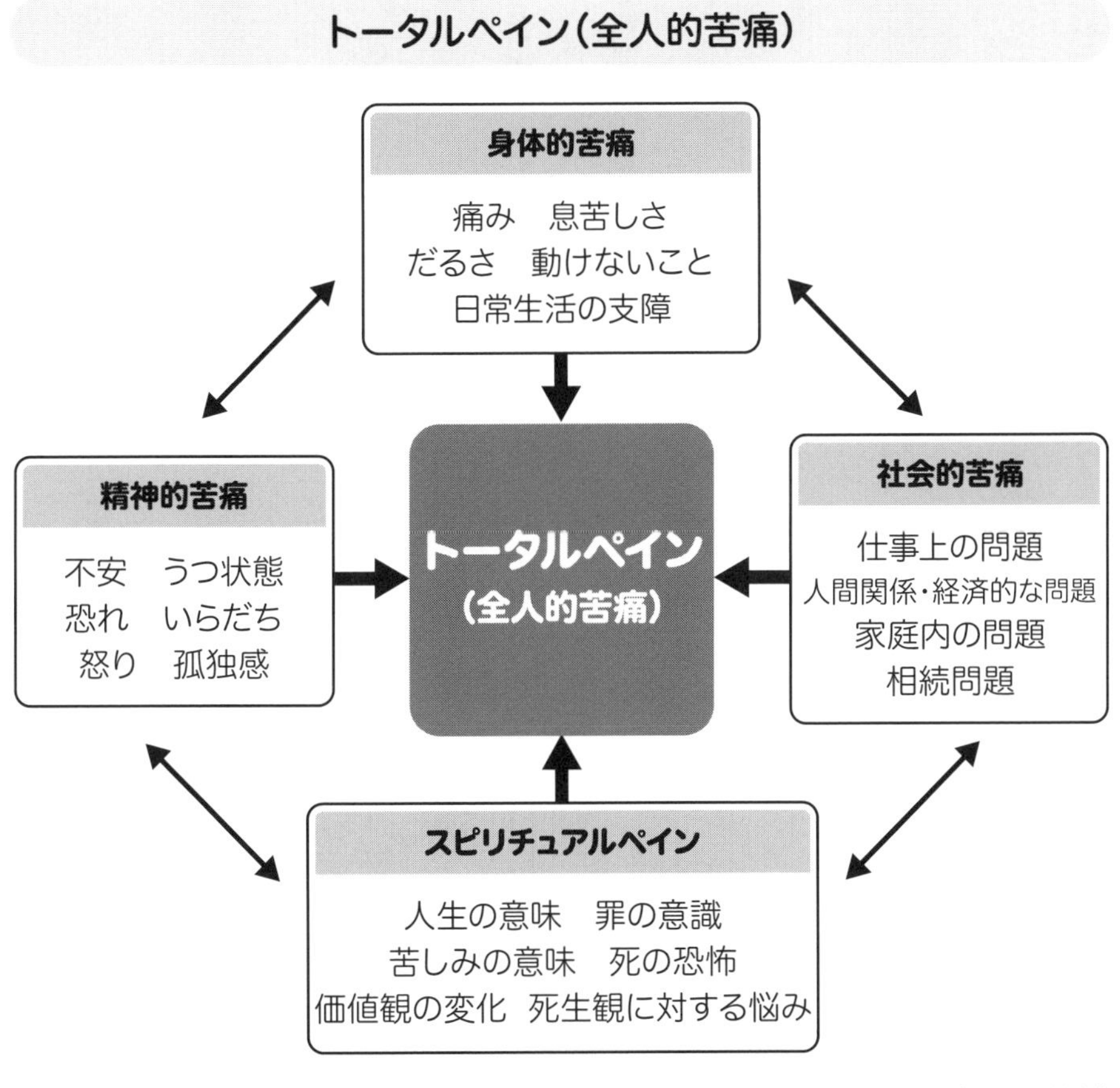
トータルペイン（全人的苦痛）
身体的苦痛
痛み　息苦しさ
だるさ　動けないこと
日常生活の支障
精神的苦痛
不安　うつ状態
恐れ　いらだち
怒り　孤独感
トータルペイン
（全人的苦痛）
社会的苦痛
仕事上の問題
人間関係・経済的な問題
家庭内の問題
相続問題
スピリチュアルペイン
人生の意味　罪の意識
苦しみの意味　死の恐怖
価値観の変化　死生観に対する悩み

（厚生労働省）

原田　以前も語り合いましたが、仏法では、人間の苦悩を「苦苦」「壊苦」「行苦」という三つの側面から分析しています。「苦苦」は身体的苦痛。「壊苦」は精神的苦痛・社会的苦痛。そして、「行苦」はスピリチュアルペインにあたるのではないでしょうか。〈⑸がんとの向き合い方㊤参照〉

緩和ケアを受ける場

小泊　緩和ケアはどこで受けられますか？

磯部　大きく三つに分けられます。①通院②入院③在宅医療です。

全国のがん診療連携拠点病院であれば、どこでも受けることができますが、拠点病院ではなくても受けられる場合があります。

中河　通院であれば、がん治療で通っている外来や緩和ケア外来、入院であれば、がん治療で入院している病棟や緩和ケア病棟、ホスピスなどで受けることができます。

磯部　在宅医療では、通院が難しい方や住み慣れた場所での療養を希望する方のために、訪問して緩和ケアなどを行います。

齋藤　在宅医療を希望する時は、医療と介護の連携や、担当医と在宅医が連携を取る仕組みが自治体で違うため、まずは担当医や病院の窓口に相談しましょう。また、がん相談支援センターや地域包括支援センター、市区町村の窓口なども大きな支えになります。〈左ページ「在宅医療を支える地域の医療スタッフ（例）」参照〉

在宅医療を支える地域の医療スタッフ（例）

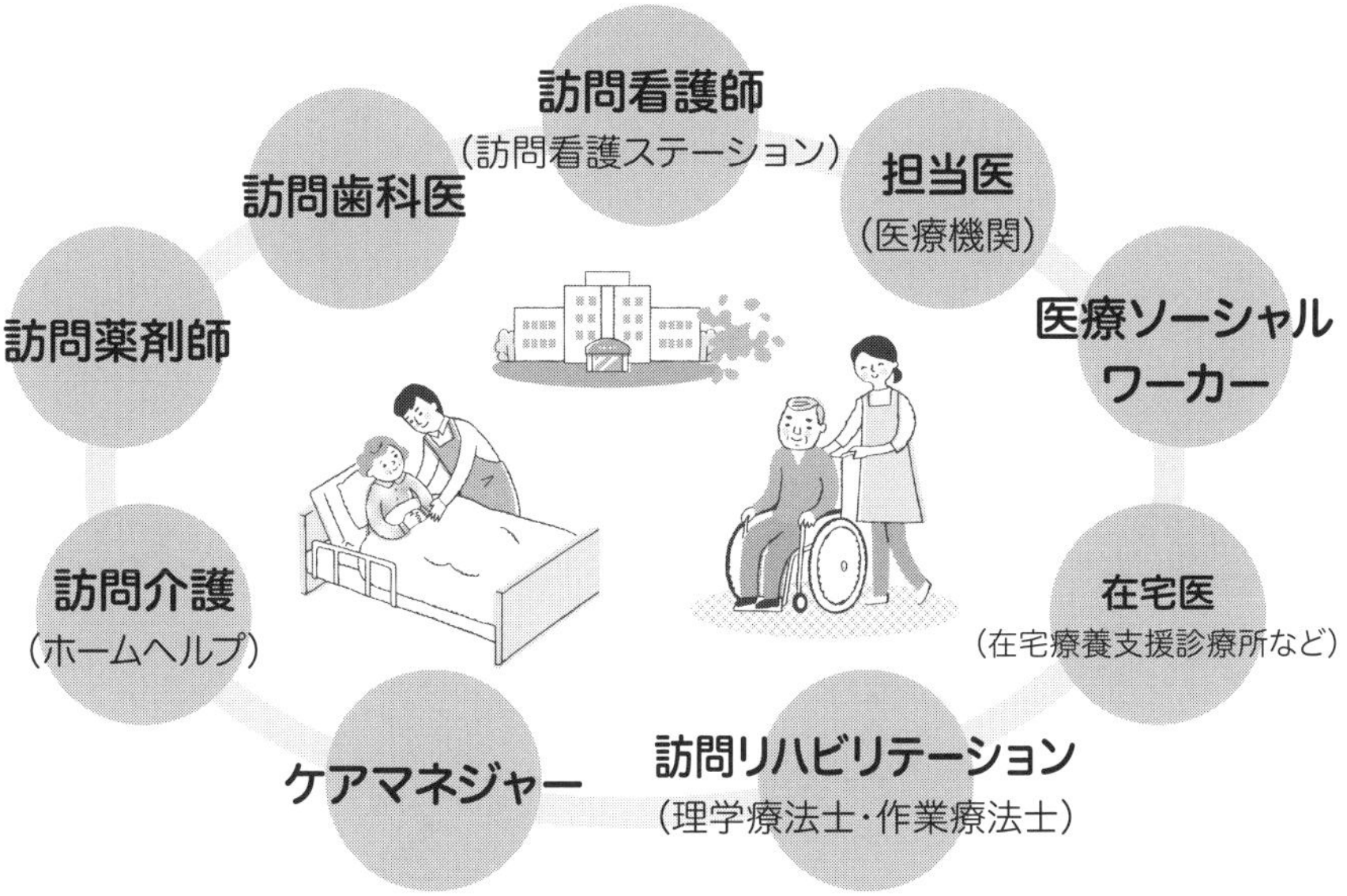

訪問看護師（訪問看護ステーション）
担当医（医療機関）
医療ソーシャルワーカー
在宅医（在宅療養支援診療所など）
訪問リハビリテーション（理学療法士・作業療法士）
ケアマネジャー
訪問介護（ホームヘルプ）
訪問薬剤師
訪問歯科医

地域包括支援センター

医療機関と連携して、在宅中の介護や福祉などの相談・サポートを行う。

がん相談支援センター

在宅医療の連携拠点として、質の高い治療が受けられるよう、相談・サポートを行う。

市区町村の窓口

各自治体窓口で介護保険制度利用の申請手続きを行い、要介護や要支援などを認定。

 イラスト／PIXTA

人生会議

原田　患者本人の希望する医療やケアをどのように決めていくか、悩まれる家族も多いですね。

中河　たとえば、病状が進んでしまった時、入院が必要になった時、体力が低下して介護が必要になった時などに、どのような医療やケアを受けられるか。また、どのように生活をしていくか。あらかじめ、家族や医療スタッフとその悩みを共有し、具体的な方向性を話し合うことはとても大切ですね。

磯部　がんに限らず、病気や事故などで命の危険が迫った時、自分の受けたい医療やケアについて決めたり、人に伝えたりすることは難しくなるといわれています。

　もしもの時のために、前もって、自分の希望や価値観に基づいた医療やケアについて、信頼できる人や医療スタッフと話し合い、共有することを「人生会議」と呼びます。〈左ページ「人生会議」参照〉

中河　厚生労働省でも推奨され、注目されていますね。もちろん、考えること自体がつらい方への十分な配慮も必要です。しかし、「人生会議」を行い、重ねていくことは、自分の希望や価値観を大切な人たちに伝え、かけがえのない「今」を充実させていく大事なきっかけになるのではないでしょうか。

寄り添うことが支えに

小泊 家族や友人が、患者の支えになっていくために、できることはありますか？

齋藤 寄り添い、ただ側にいるだけでも、大きな支えになっていくのではないでしょうか。安心は生きる力になります。また、「傾聴」「共感」「受容」ということも大切ですね。

石川 「何かアドバイスをして励まさなければ」と思いがちですが、「傾聴」、つまり、相手の話に耳を傾けていく姿勢が大切です

人生会議

もしもの時のために、自分が望む医療やケアについて前もって考え、家族等や医療・ケアチームと繰り返し話し合い、共有する取り組み

話し合いの進め方（例）

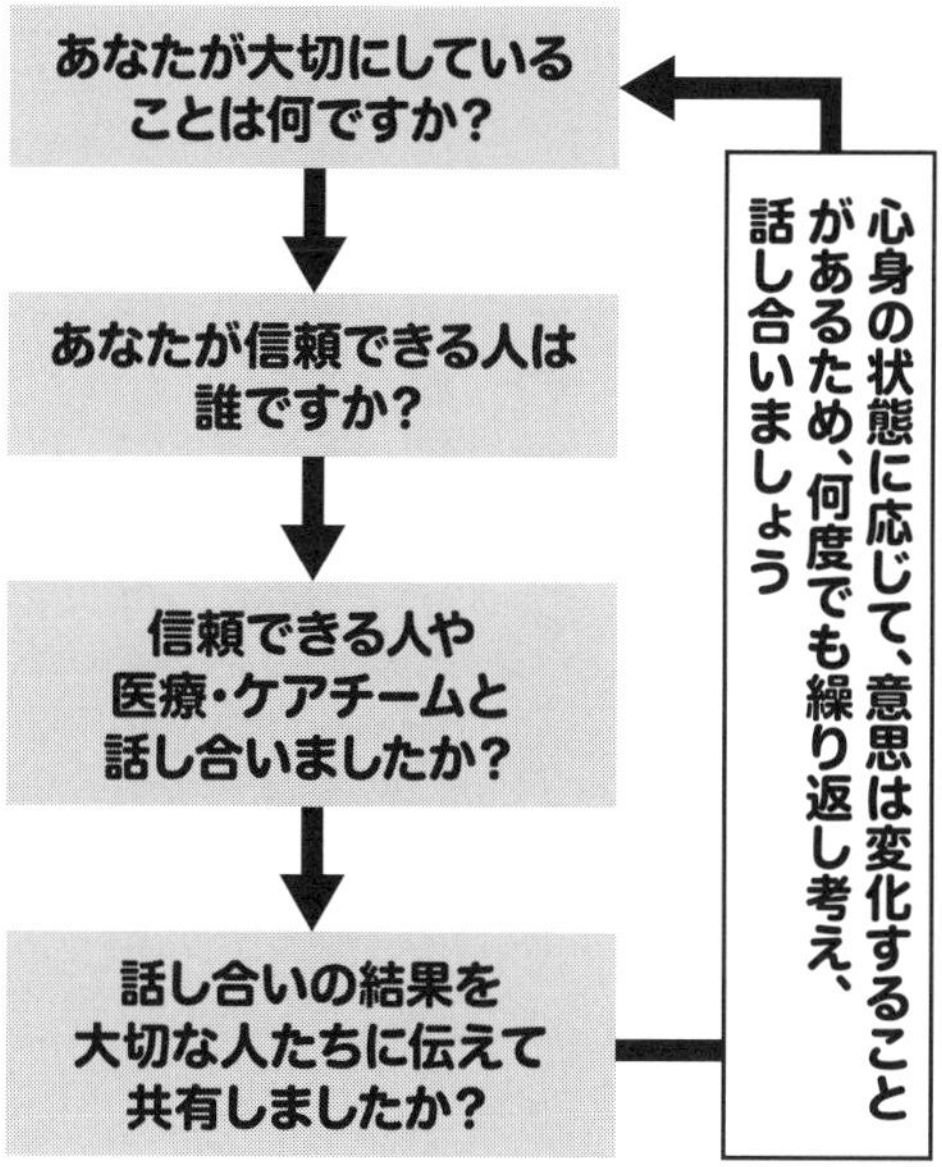

あなたが大切にしていることは何ですか？
↓
あなたが信頼できる人は誰ですか？
↓
信頼できる人や医療・ケアチームと話し合いましたか？
↓
話し合いの結果を大切な人たちに伝えて共有しましたか？

心身の状態に応じて、意思は変化することがあるため、何度でも繰り返し考え、話し合いましょう

（厚生労働省）

ね。気がかりなことやつらい思いを言葉にしてもらうことも重要です。

齋藤　また、話を聴きながら、相手の立場で考えて、相手のつらさに思いを寄せ、「共感」していくことも大事です。

そして、悲しみや怒り、悔しさなど、思いや感情をそのまま受け止め、寄り添っていく。「受容」していくことが大切なのではないでしょうか。

小泊　日々、私たちが学会活動の中で寄り添い、希望を送っていく姿勢にも通じます。現実社会の中で、「抜苦与楽（苦を抜き楽を与える）」の実践を行っているのが、創価家族の同志ですね。

生死の闇を照らす「太陽の仏法」

中河　池田先生は『健康と人生』で、がんの告知に際して考慮することに、次のような点を挙げられています。

①医療関係者や医師と患者の信頼関係があること

②医療チームのケアが整っていること

③病気と闘う希望をもたせること

④家族や友人の支えがあること

⑤本人が血肉とする人生観・生死観があること（あるいは真剣に求めていること）、です。

小泊　これまで語り合われてきたことが集約されていますね。特に、人生観・生死観は、これからの時代にますます希求されていくのではないでしょうか。

石川　いかなる生死観を持つかが、その人の人生に大きな影響を与えます。だからこそ、「生命は永遠なり」という生死観を多くの人々が共有していけば、人間の文明はどれほど変わっていくか——このことを池田先生は教えてくださっています。

磯部　『健康の世紀へ　福徳長寿の智慧』で池田先生はこのように呼びかけられています。

「仏法の生死観が広まれば、世界が豊かになります。私たち一人一人が、その生命境涯の開拓者として、人々を四苦（生老病死）から解放する先駆の役割を担っているのです」

「妙法は、生死の長い闇を照らす太陽です。妙法は、元品の無明を切る利剣です。妙法に照らされた人は、死の恐怖に負けません。根本的に不安も消え去るのです。

　日蓮仏法によって、『生老病死』の苦悩の人生を、『常楽我浄』の歓喜の人生へと厳然と転換することができるのです」

原田　生死の苦悩をいかに乗り越えていくか。揺るがない境涯をいかに確立していくか——この根幹の問題を解明しゆく道を示したのが、日蓮大聖人の仏法です。

　私たちは生死の闇を照らす「太陽の仏法」を抱き、燦然と輝く希望の光源となってまいりましょう。

がん情報 参考サイト一覧

がんに関する情報を収集する際に、役立つサイトなどを一覧にしました。ご活用ください。

国立がん研究センター がん情報サービス

https://ganjoho.jp

病院を探す 病名・対応状況から探す

https://hospdb.ganjoho.jp/kyoten/cancerkyotensearch

がん診療連携拠点病院などを探す

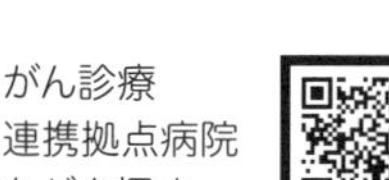

https://hospdb.ganjoho.jp/kyoten/kyotensearch

地域のがん情報

https://ganjoho.jp/public/institution/prefectures/index.html

予防・検診

https://ganjoho.jp/public/pre_scr/index.html

診断と治療

https://ganjoho.jp/public/dia_tre/index.html

各種 がんの冊子

https://ganjoho.jp/public/qa_links/brochure/cancer.html

がんになったら手にとるガイド

https://ganjoho.jp/public/qa_links/book/public/hikkei02.html

リンク集

https://ganjoho.jp/public/qa_links/links/index.html

国立がん研究センター

https://www.ncc.go.jp/jp/index.html

厚生労働省

がん対策情報

https://www.mhlw.go.jp/stf/seisakunitsuite/bunya/kenkou_iryou/kenkou/gan/index.html

人生会議

https://www.mhlw.go.jp/stf/newpage_02783.html

公益財団法人 日本対がん協会

https://www.jcancer.jp/

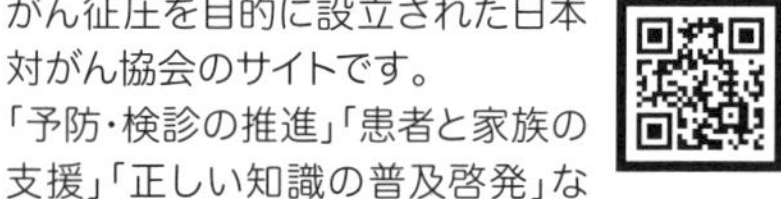

がん征圧を目的に設立された日本対がん協会のサイトです。
「予防・検診の推進」「患者と家族の支援」「正しい知識の普及啓発」などに取り組んでいます。

知っておきたいがん検診――日本医師会

https://www.med.or.jp/forest/gankenshin/

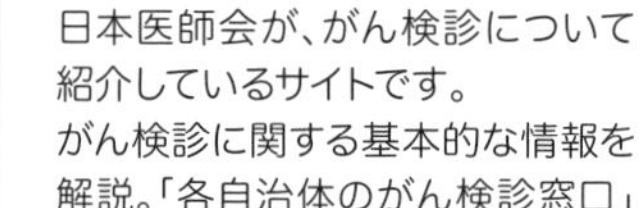

日本医師会が、がん検診について紹介しているサイトです。
がん検診に関する基本的な情報を解説。「各自治体のがん検診窓口」も検索できます。

がん情報サイト「オンコロ」――がんと・ひとを・つなぐ

https://oncolo.jp/

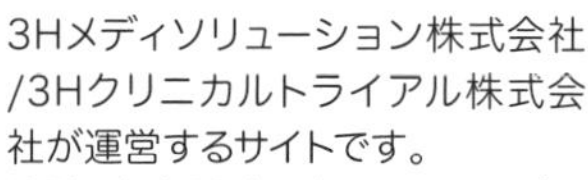

3Hメディソリューション株式会社/3Hクリニカルトライアル株式会社が運営するサイトです。
治験・臨床試験を中心とする、がん医療情報を発信しています。

がんの情報・相談窓口はこちら

国立がん研究センター「がん情報サービス」

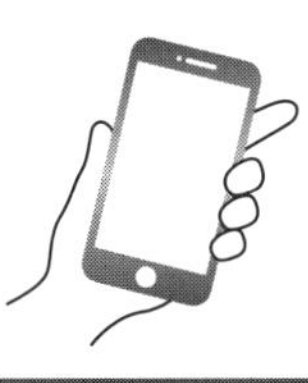

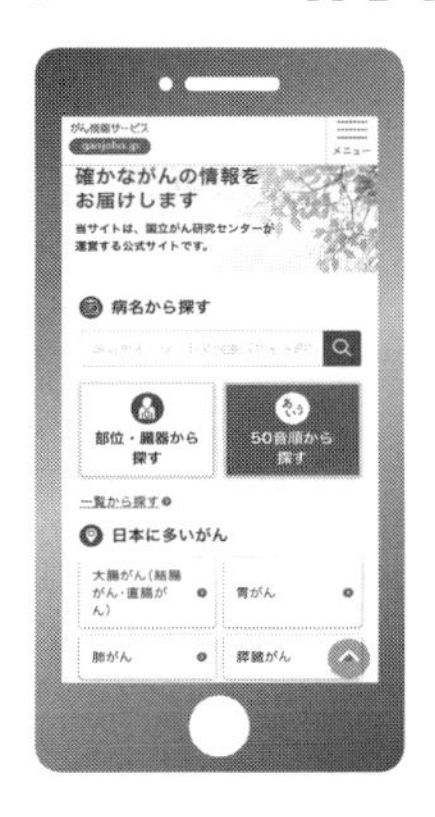

がん情報サービス　https://ganjoho.jp

国立がん研究センターが運営しているウェブサイトです。
がんの症状や検査、治療法のほか、療養中に使える制度、お金のことなど、がんに関連する幅広い情報を届けています。

全国に設置された相談窓口「がん相談支援センター」

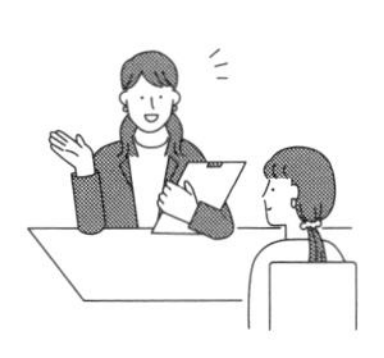

▶がん相談支援センター

がん相談の専門家が、必要な情報を一緒に探します。
誰でも、無料で、匿名でも相談できます。

設置されている病院

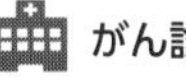 がん診療連携拠点病院　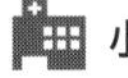 小児がん拠点病院　 地域がん診療病院

「がん相談支援センター」の探し方

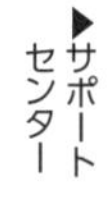

▶サポートセンター

0570-02-3410（ナビダイヤル）
03-6706-7797

受付:平日10:00～15:00
（土日祝・年末年始を除く）
※通話料金がかかります

「がん情報サービス サポートセンター」

用語解説

あ行

悪性腫瘍

体を構成する細胞に由来し、進行性にふえたものを腫瘍といいます。このうち、異常な細胞が周りに広がったり、別の臓器へ移ったりして、臓器や生命に重大な影響を与えるものが悪性腫瘍です。体や臓器の表面などを構成する細胞（上皮細胞）からできる「癌（がん）」と、骨や筋肉などを構成する細胞からできる「肉腫」に分類されます。

遺伝カウンセリング

遺伝に関するさまざまな悩みや不安を抱えている人を対象に、専門知識を持つカウンセラーや医師が行う遺伝に関する情報提供、心理面や社会面に対する支援のことです。がんの場合は、遺伝性腫瘍や家族性腫瘍について、遺伝子の変異と病気の発症に関する説明、遺伝子検査受診の判断に関するサポート、心理面や社会面に対するサポートなどを行っています。

遺伝子検査

遺伝子の異常を調べる検査です。がんに特徴的な遺伝子異常が存在する場合、極めて微量な試料からでも、特定のＤＮＡ断片（数百から数千塩基対）だけを選択的に増幅させることができます（ＰＣＲ法）。この方法を用いて、診断時に迅速に遺伝子異常の有無を調べることができます。また、診断だけでなく、治療効果の判定にも用いられます。

インフォームドコンセント

医療行為を受ける前に、医師および看護師から医療行為について、わかりやすく十分な説明を受け、それに対して患者さんは疑問があれば解消し、内容について十分納得した上で、その医療行為に同意することです。すべての医療行為について必要な手続きです。もともとは米国で生まれた言葉で、〝十分な説明と同意〟と訳される場合もあります。

栄養サポートチーム

医師、看護師、管理栄養士、薬剤師、リハビリスタッフなどの多職種が、それぞれの専門分野の知識や技術を出し合って患者の栄養管理に関する評価を行い、個々の患者の状態に合った栄養のサポートを行う医療チームのことです。患者の栄養状態を改善することによって病気の回復、合併症の予防やクオリティ・オブ・ライフ（QOL：生活の質）の向上を図ります。[NST] 英語名 Nutritional Support Team の略。

遠隔転移

がん細胞が最初に発生した場所（原発巣）から、血管やリンパ管に入り込み、血液やリンパ液の流れに乗って別の臓器や器官に移動し、そこでふえることをいいます。

か行

科学的根拠に基づく医療

科学的根拠に基づく医療とは、人（あるいは患者）の集団を対象とした研究／検証結果からなる根拠（科学的根拠）に基づいて、「個々の患者の状態や医療が行われる場の特性」や「患者の希望や価値観」、「最善の科学的根拠」を把握し、「医療者の専門性」を考え合わせて治療方針を決定していく医療のことです。科学的根拠は、エビデンスとも呼ばれます。[EBM] 英語名 Evidence-Based Medicine の略。

画像診断

画像による検査をもとに行われる診断のことをいいます。画像検査には、X線検査（レントゲン検査）、CT検査、MRI（磁気共鳴撮影）、PET検査、超音波（エコー）検査などの検査があります。画像診断は、治療前に原発巣の状況や広がりを調べたり、治療の効果を判定したり、治療後の再発がないかを確認したりするなど、さまざまな目的で行われます。

寛解

一時的あるいは永続的に、がん（腫瘍）が縮小または消失している状態のことです。寛解に至っても、がん細胞が再びふえ始めたり、残っていたがん細胞が別の部位に転移したりする可能性があるため、寛解の状態が続くようにさらに治療を継続することもあります。

がんゲノム医療拠点病院

専門家が集まって遺伝子解析結果を検討する委員会（エキスパートパネル）を開催できるなどの基準を満たした病院です。がんゲノム情報に基づく診療や臨床研究・治験の実施、新薬等の研究開発、がんゲノム関連の人材育成等の分野において、がんゲノム医療中核拠点病院と協力してゲノム医療を行います。

患者会

同じ病気や障害、症状などの共通す

る体験を持つ患者さんなどが集まり、情報交換や交流する会のことです。活動の内容は、それぞれの会によってさまざまで、特定のがんに限定している会もあれば、さまざまな種類のがんを対象に活動しているところもあります。

がん診療連携拠点病院

専門的ながん医療の提供、地域のがん診療の連携協力体制の整備、患者・住民への相談支援や情報提供などの役割を担う病院として、国が定める指定要件を踏まえて都道府県知事が推薦したものについて、厚生労働大臣が適当と認め、指定した病院です。がん診療連携拠点病院には、各都道府県で中心的役割を果たす「都道府県がん診療連携拠点病院」と、都道府県内の各地域（2次医療圏）で中心的役割を果たす「地域がん診療連携拠点病院」があります。

完全寛解

治療の結果、がんによる症状や検査での異常が見られなくなり、正常な機能が回復した状態のことです。

がん専門相談員

がんについて知りたい、どこで相談していいかわからない、といったがんに関するさまざまな疑問や悩みごとの相談を受ける相談員のことです。がん診療連携拠点病院などにあるがん相談支援センターには必ずいる専門家で、がんの相談対応について国から指定された研修を受けています。科学的な根拠や実践に基づく信頼できる情報を提供することによって、相談者がその人らしい生活や治療選択ができるように支援します。

緩和ケア

緩和ケアとは、がんの患者さんの体や心のつらさを和らげ、生活やその人らしさを大切にする考え方です。身体的・精神的・社会的・スピリチュアル（霊的）な苦痛について、つらさを和らげる医療やケアを積極的に行い、患者さんと家族の社会生活を含めて支える「緩和ケア」の考え方を早い時期から取り入れていくことで、がんの患者さんと家族の療養生活の質をよりよいものにしていくことができます。

緩和ケア病棟

がん患者さんを主な対象とし、体と心の苦痛緩和のための治療とケアを行う病棟です。「ホスピス」も同じような意味で用いられている言葉ですが、「緩和ケア病棟」のほうが、終末期に限らない症状のコントロールをより強く意識した言葉として捉えられる場合があります。医療費は健康保険が適用され、厚生労働省から「緩和ケア病棟」として承認を受けた施設の場合、医療費は定額制となります。在宅緩和ケアを受けている患者さんの家族の肉体的・精神的疲労を軽減することを目的とした短期（レスパイト）入院など、入院形態は多様化しています。

危険因子

病気の発生や進行の原因となる要素のこと。がんの危険因子として、喫煙、飲酒、食習慣（高塩分食品や熱い飲食物など）、太り過ぎ／痩せすぎ、特定のウイルスや細菌の感染などがあげられています。リスク要因、リスクファクターともいいます。

キャンサーボード

がんの手術、放射線診断、放射線治療、薬物療法、病理診断、緩和ケアなどを専門とする医師が集まり、がん患者の症状、状態、治療方針を多角的に検討する会議のことをいいます。薬剤師、看護師、管理栄養士、歯科衛生士、理学療法士、作業療法士、言語聴覚士、社会福祉士などの職種が加わることもあります。がん診療連携拠点病院では定期的に開催されています。

クオリティ・オブ・ライフ

治療や療養生活を送る患者さんの肉体的、精神的、社会的、経済的、すべてを含めた生活の質を意味します。病気による症状や治療の副作用などによって、患者さんは治療前と同じようには生活できなくなることがあります。ＱＯＬは、このような変化の中で患者さんが自分らしく納得のいく生活の質の維持を目指すという考え方です。治療法を選ぶときには、治療効果だけでなくＱＯＬを保てるかどうかを考慮していくことも大切です。［ＱＯＬ］英語名 Quality of Life の略。

ケアマネジャー

ケアマネジャーは、ケアを必要とする人や家族のニーズに基づいて、介護保険で認定された給付費の範囲内で居宅サービス計画（ケアプラン）を組み立てる専門家です。また、介護サービス提供者や施設、サービスを受ける人やその家族との連絡調整を行います。介護支援専門員ともいいます。

原発巣（げんぱつそう）

最初にがん（腫瘍）が発生した病変

のことです。例えば、最初に胃にがんができて、そのがん細胞が血液やリンパの流れに乗って肺に転移すると原発巣（げんぱつそう）は胃がんです。この場合、転移した部位にできたのは肺がんではなく、胃がんの細胞からできているため、胃がんの治療法を参考に治療が進められます。このように、原発巣が何かを知ることは治療方針を決める上で重要です。しかし、原発巣が小さい、あるいは発見しにくい場所にある場合には、特定できないこともあります。

根治手術

病気を完全に治すことを期待して行う手術のことです。根治手術では、がんをすべて取り除くことを目標としており、がんそのものの切除に加えて、がんの再発や転移が起こらないように、がんが広がっている可能性がある臓器や組織なども含めて切除することがあります。

さ行

在宅医療

病院ではなく、住み慣れた自宅などで病気の療養をすることです。外来診察に通いながら治療を続けている場合も含みます。在宅医療は、患者さんやその家族による医療（セルフケア）と、地域の医師、がんの治療や緩和ケアを専門とする医師、看護師、作業療法士、理学療法士らが訪問して行う訪問診療、訪問看護、訪問リハビリテーションなどからなります。

在宅緩和ケア

在宅で療養している患者さんに対する緩和ケアのことです。がんに伴うさまざまな問題（痛み、不快な症状、家族との関係、精神的不安、経済的不安など）に対して、在宅でも患者さんが療養しやすい環境を整えるという観点で、医療的な面だけではなくさまざまな視野から総合的に支えていきます。

再燃

病気の進行が止まっていた、または、軽快していたものが、再び進行し始めることです。

再発

手術療法や薬物療法、放射線治療などの治療により、検査でがんがなくなったことを確認した後、再びがんが現れることです。治療したがんと同じ場所、あるいは近くにがんが現れるだけでなく、別の場所に「転移」としてがんが見つかることも含めて再発といいます。

細胞診検査

採取した細胞を、顕微鏡を使って診断します。口腔、気管、膀胱、子宮などの粘膜上からヘラやブラシのようなものでこすりとったり、皮膚から針を刺して吸引したり、また痰や尿などの液体中に浮遊している細胞を採取する方法などがあります

支持療法

がんそのものに伴う症状や、治療による副作用・合併症・後遺症による症状を軽くするための予防、治療、およびケアのことです。例えば、感染症に対する抗菌薬の投与や、薬物療法の副作用である貧血や血小板減少に対する適切な輸血療法、吐き気・嘔吐（おうと）に対する制吐剤（せいとざい）（吐き気止め）の使用があります。

重複（じゅうふく）がん

同じ人の、異なる部位に発生するがんのことです。多重がんや重複（ちょうふく）がんともいいます。

腫瘍

細胞が異常に増殖したものです。転移をしない良性腫瘍と悪性腫瘍（がん）があります。

紹介状

患者がほかの医療機関を受診するとき、それまで担当していた医師が患者を紹介するために発行する書類です。書類にはこれまでの症状や診断・治療などといった診療のまとめや、紹介の目的などが書かれています。この書類による情報提供は医療の継続性を保ち、社会資源を有効利用することにもつながります。セカンドオピニオン、転院、介護サービスを利用する際に発行されます。診療情報提供書ともいいます。

小児がん拠点病院

地域において小児がん医療および支援を提供する中心施設として、厚生労働大臣が指定した病院です。質の高い医療および支援を提供するために、一定程度の医療資源の集約化が必要であり、地域ブロック単位で全国に15施設指定されています。小児がん連携病院等と連携し、地域全体の小児・AYA世代のがん医療や支援の質の向上を目指した体制整備に取り組んでいます。

進行がん

がんの大きさが大きくなっていたり、できた場所から広がっていて、治りにくいがんです。厳密な定義は臓器

やがんの種類によって異なりますが、一般的には最初にできたがんが大きくなっている、リンパ節に転移している、他の臓器への転移があるなどの特徴があります。

浸潤

がんが周囲に染み出るように広がっていくことです。

診療ガイドライン

診療ガイドラインは、エビデンス（科学的根拠）などに基づいて、最良と考えられる検査や治療法などを提示する文書のことです。患者と医療者を支援することを目的としており、意思決定の際に、判断材料の1つとして利用されることがあります。診療現場では、診療ガイドラインに示された標準的な診療方法に基づいて、個々の患者の状況に応じた診療が行われます。

心療内科

ストレスなど心理的・社会的な要因で引き起こされる体の症状などを主な対象とする、こころの病気を専門とする診療科のひとつです。その他に、こころの病気を専門にする診療科には、精神科、精神神経科があります。

生検

病変の一部を採って、顕微鏡で詳しく調べる検査です。生検組織診断とも呼ばれます。手術や内視鏡検査などのときに組織を採ったり、体の外から超音波（エコー）検査やX線検査などを行いながら細い針を刺して組織を採ったりします。がんであるかどうか、悪性度はどうかなど、病理医が病変について詳しく調べて診断を行います。

生存率

ある一定の期間経過した集団について、その時点で生存している人の割合のことで、通常はパーセントで示されます。生存率は、治療の効果を判定する最も重要かつ客観的な指標です。部位別生存率を比較する場合やがんの治療成績を表す指標として、5年生存率がよく用いられています。どのような対象について計算しているかにより値が大きく変わることがあります。

先進医療

保険診療として認められていない医療技術の中で、保険診療とすべきかどうかの評価が必要であると厚生労働大臣が定めた治療法（評価療養）です。効果や安全性を科学的に確かめる段階の高度な医療技術で、実施できる医療機関が限定されています。

相対生存率

生存率を計算する対象者と同じ特性（性、年齢、暦年、地域など）を持つ一般集団の期待生存確率より算出した期待生存率で実測生存率を割ることによって、その影響を補正する方法。対象者と同じ特性を持つ一般の集団（一般の日本国民）の期待生存率は、国立がん研究センターが計算して公表しているコホート生存率表を利用して求めます。相対生存率は、対象疾患（例えば胃がんや肺がんなど）以外による死亡を補正する方法として広く用いられています。この方法は、死因について正確な情報がない場合にも、用いることができます。

ソーシャルワーカー

患者が治療や療養と毎日の暮らしを安定して継続できるよう、療養生活に関わる幅広い相談に応じる専門家のことです。治療費や転院後の治療の継続、在宅療養や就労の支援、家族や仕事の悩み、療養生活での不安などさまざまな内容の相談を受け、助言や福祉サービスなどの提供、関係機関との連絡調整を行います。多くの場合、社会福祉士などの国家資格を持つ人が担当しています。ＭＳＷや医療ソーシャルワーカーと呼ばれることもあります。

た行

対症療法

病気に伴う症状を和らげる、あるいは消すための治療です。がんによる痛みや治療による副作用の症状が強い場合などに、それぞれの症状に応じた治療が行われます。がんを取り除くといった、根治を目指す治療ではありませんが、つらい症状に対応して痛みや不快な症状を取り除くことで、ＱＯＬ（クオリティ・オブ・ライフ：生活の質）を維持することを目指していきます。

多発がん

同じ部位に、同じようながんが多発することで、腫瘍の数に関係なく、1つのがんとして集計します。

地域がん診療連携拠点病院

地域内で中心的役割を果たすよう、厚生労働大臣が指定した病院で、原則として各地域（2次医療圏）に1カ所置かれています。専門的ながん医療を提供するとともに、各地域のがん診療の連携協力体制の整備やがんに関する相談支援情報の提供を担っています。

地域包括支援センター

地域にあるさまざまな介護サービス提供者の連携のもとに、地域の介護サービスの中核として、介護サービスを円滑に提供できるよう支援する施設です。保健師、主任ケアマネジャー、ソーシャルワーカーが職員として勤務しており、患者さんの相談に応じて必要とされるサービスを受けられるよう調整を行います。また、介護が必要になる状態を予防するための事業なども実施しています。介護保険を利用できます。

治験

「新薬の開発を目的」として、これまで患者さんに使われたことのない新しい薬、あるいはその病気では使われたことのない薬の安全性や有効性を調べるために行われる臨床試験のことです。新しい薬として厚生労働省から承認を得ることを目的として、主に製薬企業により行われます。

ＴＮＭ分類

治療をする際の目安とするために、そのがんがどれくらい進んだものか（病期）でがんを分類する方法。「ＴＮＭ分類」の「Ｔ」というのは原発のがんの広がり（深達度など）を、「Ｎ」はがん細胞のリンパ節への転移の有無と広がり、「Ｍ」は原発から離れた臓器への遠隔転移を意味します。

転移

がん細胞が最初に発生した場所（原発巣）から、血管やリンパ管に入り込み、血液やリンパ液の流れに乗って別の臓器や器官に移動し、そこで増えることをいいます。転移したがん病変は、原発巣のがんと同じ性質を持つため、検査や治療は原発巣のがんに準じて進められます。原発巣から転移したがん病変を、転移した部位によって、「肺転移」、「肝転移」、「脳転移」、「骨転移」、「腹膜転移（腹膜播種（はしゅ））」などと呼びます

特定領域がん診療連携拠点病院

特定のがん種について、都道府県内で最も多くの診療実績があり、都道府県内で拠点的役割を果たす病院として、都道府県の推薦を基に厚生労働大臣が指定した病院です。

都道府県がん診療連携拠点病院

都道府県内で中心的役割を果たすよう厚生労働大臣が指定した病院で、原則として各都道府県に1カ所置かれています。専門的ながん医療を提

供するとともに、都道府県内のがん診療の連携協力体制の整備やがんに関する相談支援情報の提供を担っています。

な行

難治がん
治りにくいがんのことです。早期発見が難しい、治療の効果が得られにくい、転移・再発しやすいなどの性質があるために、診断や治療が特に難しいがんのことをいいます。

肉腫
筋肉、骨、神経などの非上皮性細胞から発生する悪性の腫瘍です。

二次がん
化学療法や放射線による正常細胞の傷害のために、治療を終えた数年から数十年後にもとの病気とは別の種類のがんを生じることです。

は行

播種（はしゅ）
体の中（体腔（たいくう）・腹腔（ふくくう）〔腹部の空間〕や胸腔（きょうくう）〔肋骨で囲まれた胸部の空間〕など）にがん（腫瘍）細胞がこぼれ、種をまいたようにバラバラと広がることです。

ヒトパピローマウイルス
皮膚や粘膜の上皮細胞を介してヒトからヒトへ感染するウイルスで、接触により感染することが知られています。１００以上の種類があり、各型によって手指・顔面・性器などに特有の乳頭腫（パピローマ：イボ）をつくります。ほとんどのイボは良性の腫瘍ですが、一部の高リスク型と呼ばれるＨＰＶは、子宮頸がん、膣がん、外陰がん、肛門がん、陰茎がん、中咽頭がんなどの発生に関わっていると考えられています。特に子宮頸がんの患者の90パーセント以上からＨＰＶが検出されることが知られています。ＨＰＶの感染そのものはまれではなく、大抵は感染しても症状のないうちにＨＰＶが排除されるようですが、ＨＰＶに感染した状態が続くと、がん抑制遺伝子の働きが失われ、前がん病変やがんが発生すると考えられています。［ＨＰＶ］英語名Human papillomavirusの略。

病期
がんの大きさや周囲への広がり方で、がんの進行の程度を判定するための基準のことです。がんの治療方針を検討するときに使います。ステージや病期分類ともいいます。

標準治療

標準治療とは、科学的根拠に基づいた観点で、現在利用できる最良の治療であることが示され、ある状態の一般的な患者さんに行われることが推奨される治療をいいます。一方、推奨される治療という意味ではなく、一般的に広く行われている治療という意味で「標準治療」という言葉が使われることもあるので、どちらの意味で使われているか注意する必要があります。なお、医療において、「最先端の治療」が最も優れているとは限りません。最先端の治療は、開発中の試験的な治療として、その効果や副作用などを調べる臨床試験で評価され、それまでの標準治療より優れていることが証明され推奨されれば、その治療が新たな「標準治療」となります。

病理検査

がんかどうか、どのような種類のがんかについての診断を確定するための検査です。体の一部分から採取した細胞や、病変の一部を薄く切り出した組織を顕微鏡で観察することにより、良性か悪性か、異型度はどうかなど、細胞や組織の性質を詳しく調べる検査のことです。病理検査に基づいてなされる診断を病理診断といい、専門の病理医によってなされます。

副作用

薬の作用の中で、治療に必要な効果以外の作用を副作用といいます。程度の差はありますが、あらゆる薬に副作用は存在します。がんの薬物療法では、がん細胞を抑える以外の作用が副作用となります。薬の種類や投与量によって起こりやすい副作用が異なります。

ヘリコバクター・ピロリ

胃や小腸に炎症および潰瘍を起こす細菌のことです。胃がんや一部の悪性リンパ腫の発生に関連していると考えられています。ピロリ菌ともいいます。

ホスピス

がん患者さんを主な対象とし、体と心の苦痛緩和のための治療とケアを行う病棟です。「緩和ケア病棟」も同じような意味で用いられている言葉ですが、「ホスピス」のほうが終末期のケアをより強く意識した言葉として捉えられる場合があります。医療費は健康保険が適用され、厚生労働省から「緩和ケア病棟」として承認を受けた施設の場合、医療費は定額制となります。

や行

癒着
本来はくっついていないところが炎症などのためにくっついてしまうことです。癒着があっても、特に症状がなければ問題はありません。腸に癒着が起こると腸内の流れを悪くするため、腸閉塞を引き起こすことがあります。

予後
病気や治療などの医学的な経過についての見通しのことです。「予後がよい」といえば、「これから病気がよくなる可能性が高い」、「予後が悪い」といえば、「これから病気が悪くなる可能性が高い」ということになります。

ら行

良性腫瘍
増殖が緩やかで、転移することがなく、臓器や生命に重大な影響を及ぼすことのない腫瘍です。

リンパ節
体全体にある免疫器官の1つで、全身の組織から集まったリンパ液が流れるリンパ管の途中にあります。細菌、ウイルス、がん細胞などがないかをチェックし、免疫機能を発動する「関所」のような役割を持ちます。リンパ節が腫(は)れて大きくなる原因として、感染症、免疫・アレルギー性疾患、血液のがん、がんの転移などがあげられます。

(出典)
国立がん研究センター「がん情報サービス」サイト内、「がんに関する用語集」(https://ganjoho.jp/public/qa_links/dictionary/dic01/index.html)

知(し)っておきたい がんの話(はなし)

2023年9月15日　初版第1刷発行

編　者　大白蓮華編集部(だいびゃくれんげへんしゅうぶ)

発行者　大島光明

発行所　株式会社　第三文明社
東京都新宿区新宿 1-23-5
郵便番号　160-0022
電話番号　03（5269）7144（営業代表）
03（5269）7145（注文専用）
03（5269）7154（編集代表）
振替口座　00150-3-117823
URL　https://www.daisanbunmei.co.jp

印刷・製本　藤原印刷株式会社

ISBN 978-4-476-06255-7